子どもの歯科訪問診療 実践ガイド

多職種と連携して小児在宅歯科医療をはじめよう

小方清和・田村文誉・小坂美樹・横山雄士 編

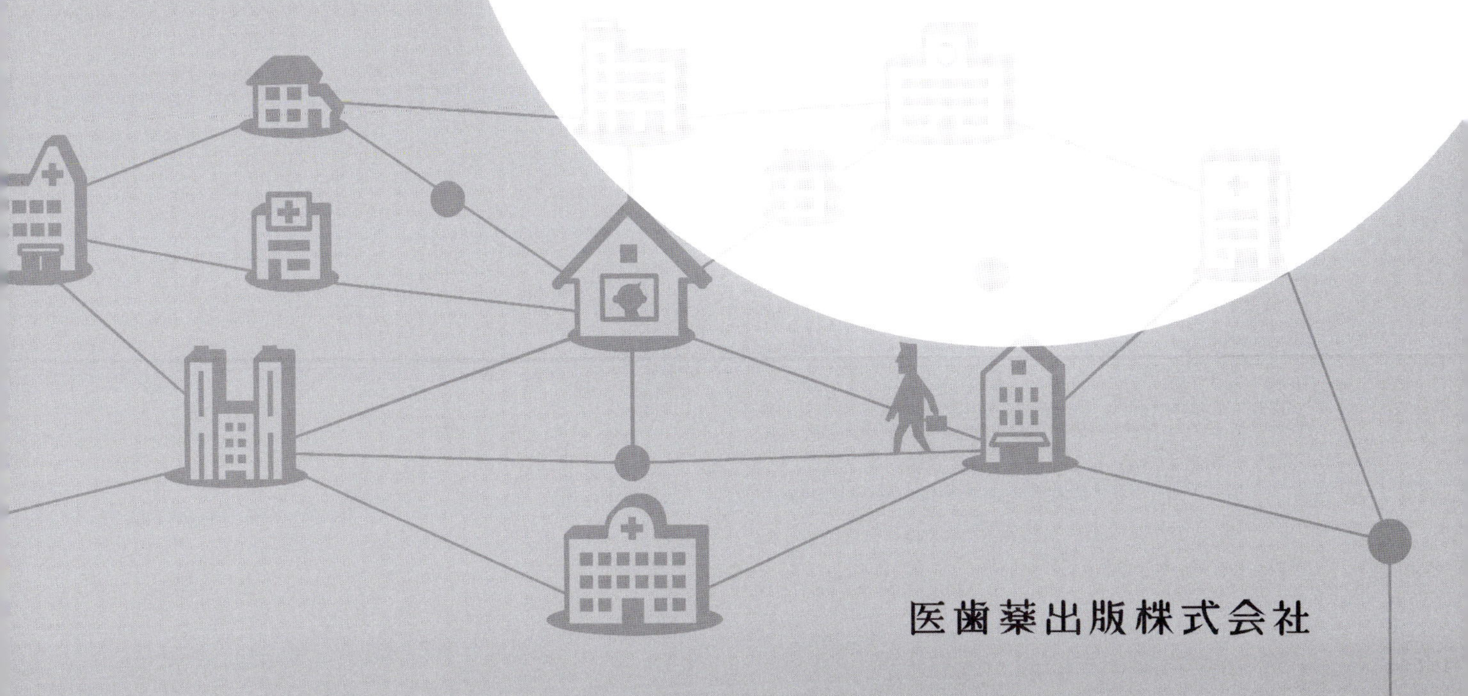

医歯薬出版株式会社

This book was originally published in Japanese
under the title of :

KODOMONO SHIKAHOUMON SHINRYO JISSEN GAIDO
(Practical Guidebook of Home Dental Care for Children with Severe Motor and Intellectual Disabilities)

Editors :
OGATA Kiyokazu
Tokyo Metropolitan Children's Medical Center
TAMURA Fumiyo
The Nippon Dental University, Tama Oral Rehabilitation Clinic
KOSAKA Miki
Tokyo Children's Rehabilitation Hospital
YOKOYAMA Yushi
Yokoyama Dental Office

ISHIYAKU PUBLISHERS, INC.
7-10, Honkomagome 1 chome, Bunkyo-ku,
Tokyo 113-8612, Japan

はじめに

本書は，小児歯科や障害者歯科が専門ではない歯科医療従事者（歯科医師・歯科衛生士）を対象に，地域の重症心身障害児（者）（以下，重症児［者］）に対しての歯科訪問診療への準備と実践を推進し，患児，さらにはご家族のQOL向上を促すことを目的に，企画・編集されました．したがって，在宅の「重症児（者）」とはどのような状態であるのか，このような患者に対して歯科からはどのようなアプローチが可能なのか，まずはこうした基本的な事柄から理解ができるような構成になっています．

これまで，重症児（者）が病院から在宅に移る際，自宅での口腔ケアの方法については退院前に病院歯科がご家族に説明する必要があると考えていました．しかし，ご家庭に訪問する歯科医師が，患者と家庭に合わせた口腔内のケア方法をご家族と一緒に考えることに意味があると気づきました．また，子どもの成長発達に応じたケアの変更も可能であるのが，訪問歯科医師の強みでもあります．そこで，一般の歯科医療従事者が在宅重症児（者）の状態を理解し，適切な歯科訪問診療や口腔ケアを進めることができるよう，その実際のポイントなどを数多く取り上げています．

また，地域の歯科医療従事者が歯科訪問診療を行う場合，他職種や高次医療機関との連携が必要となります．そのためには「各職種ができることを知る」ことは重要ですが，それ以上に「できないことを伝える」ことで，それぞれの職種がお互いの利点は活用し，欠点は補っていくことで在宅小児患者を支えることができるのではないかと思っています．そうした観点から，他職種や患児・ご家族とのコミュニケーションや連携の取り方などについても，さまざまな実例やコツなどをご紹介しています．

当初，本企画では，多くの執筆者が活動している東京都多摩地区における小児在宅歯科医療の実情を紹介し，各地でのその推進に繋がればと考えていました．しかし，各地域での医療環境は異なるため，全国各地でご活躍の方々に連携や歯科訪問診療の実際をお示しいただき，読者の環境の実際に即した例が見つけられるようにしています．

今回のガイドは，専門的な治療の解説書ではなく，それぞれの職種の利点と不得手な点を明らかにし，歯科が患児やご家族を支える地域の多職種チームの一員として活動し，その役割を果たすための手引き書となることを目指しました．

小児在宅歯科医療の今後の方向性としては，地域全体がひとつとなり，多職種で連携して機能すること（地域共生社会の構築）が目標となります．本書を通して，小児在宅歯科医療が全国に根付くよう取り組むことができると信じています．

東京都立小児総合医療センター　小児歯科
多摩小児在宅歯科医療連携ネット　代表
小方清和

執筆者一覧

（初出時のみに掲載）

編　者

小方清和（おがた　きよかず）
東京都立小児総合医療センター　小児歯科
多摩小児在宅歯科医療連携ネット　代表

田村文誉（たむら　ふみよ）
日本歯科大学口腔リハビリテーション多摩クリニック

小坂美樹（こさか　みき）
社会福祉法人鶴風会　東京小児療育病院　歯科

横山雄士（よこやま　ゆうし）
横山歯科医院（東京都）

執筆者
（掲載順）

序章

小方清和　編者に同じ

田村文誉　編者に同じ

山田裕之（やまだ　ひろゆき）
日本歯科大学口腔リハビリテーション多摩クリニック

髙井理人（たかい　りひと）
医療法人稲生会　生涯医療クリニックさっぽろ　歯科（北海道）

飯塚真司（いいづか　しんじ）
医療法人社団瑞祥会　いいづか歯科クリニック
千葉小児在宅歯科医療連携ネット

1章

冨田　直（とみた　すなお）
東京都立小児総合医療センター　在宅診療科

田村光平（たむら　こうへい）
町田市保健所

稲田　穣（いなだ　みのる）
社会福祉法人日本心身障害児協会　島田療育センター
医務部歯科診療科

中村知夫（なかむら　ともお）
国立研究開発法人　国立成育医療研究センター
医療連携・患者支援センター　在宅医療支援室／
総合診療部　在宅診療科

武田康男（たけだ　やすお）
とよた歯科医院（福岡県）

2章

横山雄士　編者に同じ

岡山秀明（おかやま　ひであき）
岡山歯科医院（東京都）

網野重人（あみの　しげと）
医療法人社団桜翔会　桜堤あみの歯科（東京都）

鈴木康之（すずき　やすゆき）
医療法人鈴木会　多摩歯科医院（東京都）

水上美樹（みずかみ　みき）
日本歯科大学口腔リハビリテーション多摩クリニック（歯科衛生士）

3章

小坂美樹　編者に同じ

石黒　光（いしぐろ　ひかる）
元　愛知県心身障害者コロニー中央病院　歯科／　NPO法人ひろがり

鈴木厚子（すずき　あつこ）
東京都立小児総合医療センター　看護部看護科（歯科衛生士）

礒田友子（いそだ　ともこ）
日本歯科大学口腔リハビリテーション多摩クリニック

吉原圭子（よしはら　けいこ）
社会福祉法人鶴風会　東京小児療育病院　歯科（歯科衛生士）

島津貴咲（しまづ　きさき）
医療法人社団百瀬歯科医院　歯列育成クリニック（東京都），
世田谷区歯科医師会

三井園子（みつい　そのこ）
医療法人社団百瀬歯科医院　歯列育成クリニック（東京都）

百瀬智彦（ももせ　ともひこ）
医療法人社団百瀬歯科医院（東京都），世田谷区歯科医師会

和田智仁（わだ　ともひと）
医療法人純康会　徳地歯科医院（京都府）

武田吉治（たけだ　よしはる）
武田歯科医院（京都府）

前田隆洋（まえだ　たかひろ）
前田歯科クリニック（大分県），九州歯科大学，中津歯科医師会

4章

白川哲夫（しらかわ　てつお）
日本大学歯学部小児歯科学講座

加藤　篤（かとう　あつし）
愛知県医療療育総合センター　歯科部

おわりに

菊谷　武（きくたに　たけし）
日本歯科大学口腔リハビリテーション多摩クリニック

永島圭吾（ながしま　けいご）
日本歯科大学口腔リハビリテーション多摩クリニック

実践　小児在宅歯科医療

小宮山修邦（こみやま　のぶくに）
医療法人社団成志会　コミヤマ歯科クリニック（東京都）
公益社団法人東京都武蔵野市歯科医師会

望月　司（もちづき　つかさ）
望月歯科医院（埼玉県）
川越市歯科医師会

コラム

櫻井初子（さくらい　はつこ）
訪問看護ステーションてのひら（看護師）

小口莉代（おぐち　りよ）
東京都立小児総合医療センター　小児歯科

高橋賢晃（たかはし　のりあき）
日本歯科大学附属病院　口腔リハビリテーション科

（協力：多摩小児在宅歯科医療連携ネット）

序章●小児在宅歯科医療への誘い

1章●在宅重症児を理解する

2章●訪問までの手順と訪問してからの連携

3章●訪問の手順と基本的な歯科診療・口腔ケアの流れ

4章●高次医療機関ができること・備えておくこと

おわりに 連携の輪を広げよう

実践 小児在宅歯科医療

装幀・本文デザイン／mg-okada
イラスト／mg-okada（章扉，p.60，p.77，p.111，p.116，p.141）
鈴木厚子（3章2節「歯科訪問診療をするための準備」）

用語について：重症児と医療的ケア児

「障害児」という場合，身体障害児や発達障害児，精神障害児を含みます．小児在宅歯科医療の対象となる小児在宅患者の多くは「障害児」のなかでも重症心身障害児（重症児）や医療的ケア児といわれる子どもたちです．重症児や医療的ケア児という名称は明確な医学的分類病名ではないため，これらの名称の意味合いが医療の場面でわずかに異なることがありますが，概要は以下の通りです．

■重症児とは

重度の身体障害と重度の知的障害とを重複した子どもを重症心身障害児（重症児）といい，「大島の分類の区分1～4に該当する障害児」と定義されることが一般的です．ただし重度の障害を持っているため，以下に述べる「医療的ケア」が必要な子どもたちも含む名称です．

■医療的ケア児とは

喀痰吸引や経管栄養注入など，病院以外の場所で家族や介助者が日常的に行っている医療的介助行為を，医師による「治療行為」と区別して，「医療的ケア」とよびます．「医療的ケア」の代表的な行為は，痰の吸引と経管栄養の注入です．「息をすること」（呼吸管理）と，「食べること」（栄養管理）は生きていくために欠かせない動作で，どちらも口腔が大きく関わっています．歯科訪問診療時は家族が同席しており，これらの医療的ケアは家族が対応するため，歯科医師が直接行うことはほとんどありません．ただし，それぞれの基礎的な知識は知っておく必要があります．

詳細は第1章3の「医療的ケアを理解する」（中村知夫，p.28-32）に説明しています．

問診票，アセスメント・シートについて

47，48ページの問診票，97ページの口腔ケアアセスメントシート，100ページの摂食嚥下アセスメントシートは，多摩小児在宅歯科医療連携ネットで使用されているものです．それぞれの記事の内容を理解し，読者や地域の状況に応じてご参照ください．誌面をそのままコピー・スキャンしての使用や，有償での再配布はお控えください．

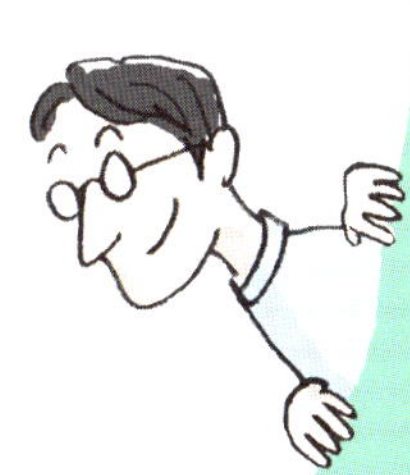

序章

小児
在宅歯科医療
への誘い

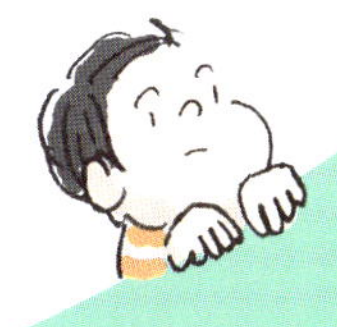

序

はじめに
―小児在宅歯科医療への誘い

東京都立小児総合医療センター　小児歯科
多摩小児在宅歯科医療連携ネット　代表
小方清和

小児在宅歯科医療が必要になるのは，「重症心身障害児（重症児）」や「医療的ケア児」（**図1**）といった在宅重症児です．「障害児の診療を行った経験すらないのに，重症児への訪問診療を行うことはとてもできない，考えたこともない」と，歯科訪問診療について尻込みしている歯科医療関係者が大多数のようです．

筆者らは東京都多摩地区で「多摩小児在宅歯科医療連携ネット」（たましょう歯ネット）として活動しています．こうした活動によって，小児歯科や障害者歯科が専門ではない歯科医療従事者（歯科医師・歯科衛生士）における上述のような思い込みを打破して，地域の在宅重症児に対しての歯科訪問診療への準備と実践を推進し，患児，さらにはご家族のQOL向上を促す一助となる情報を提供，さらには多職種との連携をサポートすることを目標としています．

歯科訪問診療というと，ポータブルユニットを持って，車で出かけていくイメージを思い浮かべる方が多いと思います（**図2**）．在宅重症児に対する歯科訪問診療のスタートするにあたって，特別な歯科医療器具は全く必要ありません．必要な器具を**図3**に示します（詳細p.88も参照）．

小児在宅歯科医療でまず行うことは，口腔内を診察し，現状をよく把握することです（**図4**）．

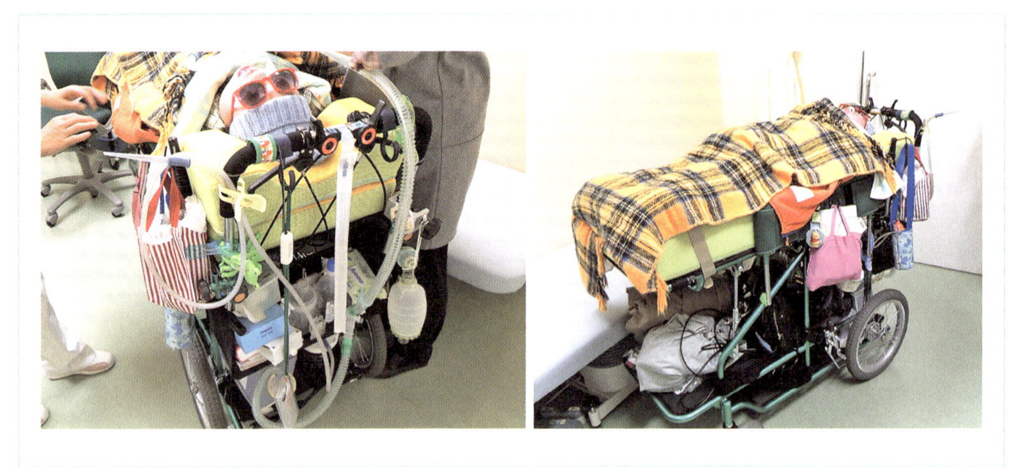

図1　医療的ケアが必要な子どもたち
在宅に移行し，小児専門病院の歯科を受診した在宅重症児の診療風景．この画像を見てもわかるように，在宅療養をしている医療的ケアが必要な子どもたちのストレッチャーは医療機器でいっぱいであり，自宅で歯科受診ができれば負担は軽くなる

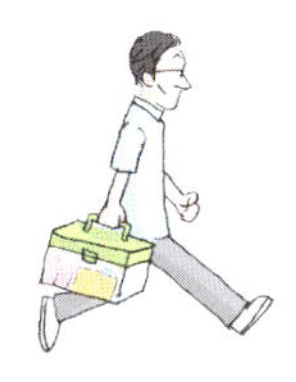

歯科用ユニットによる診療ができない

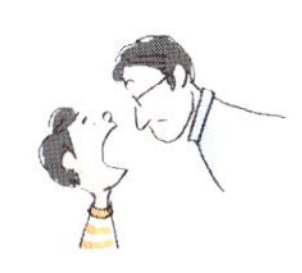

訪問診療時にはポータブルユニットが必要
（購入しなければならない）

在宅で歯科処置を行うには専門の技術や知識，準備が必要

日常の診療のなかで訪問診療を行うのは極めて困難

図2　「訪問診療」から想像される負のイメージ

基本セット

・ミラー，ピンセット，探針，エキスカベーター，
　ストッピング充填器など

ハンディライト

・口腔内を照らすもの

問診票，アセスメントシート

・全身状態の把握
・診査用紙

口腔ケア用品（p.88 参照）

・歯ブラシが使えない場合などに備え，スポンジブラシも用意するとよい

図3　小児訪問診療のスタートに必要なもの

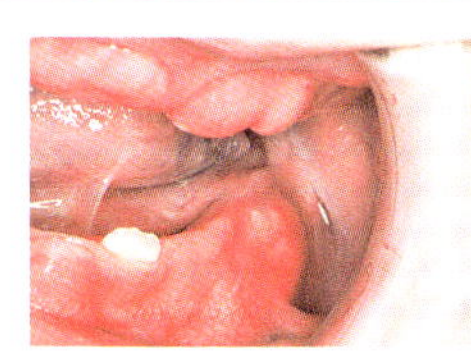

歯の有無

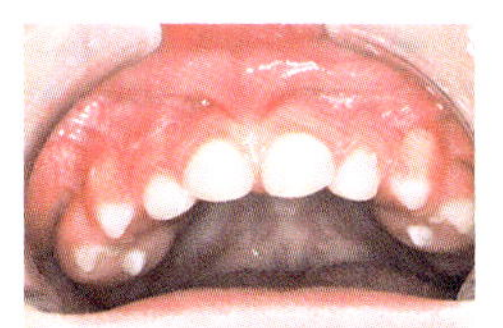

歯の状態

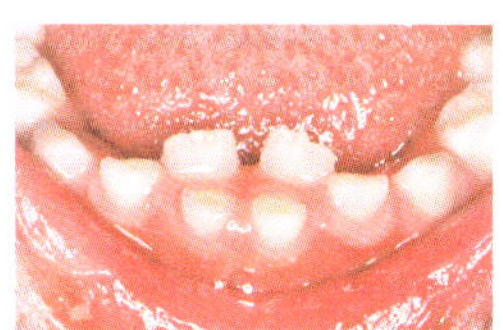

ぐらついた歯はないか

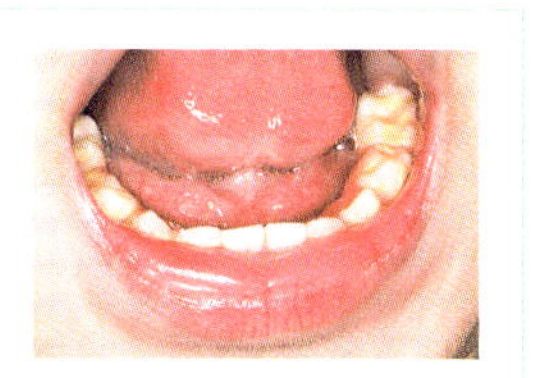

疾患の有無
・齲蝕　・歯石
・歯肉炎　・頬粘膜
・舌

図4　小児在宅歯科医療でまず行うこと
口のなかをよく観察することからはじまる

できること，行うこと

- 口腔内の状態を診査診断，把握すること
- 疾患なし
  - ・現状を維持，もしくは疾患を予防する方法の説明
- 疾患あり
  - ・治療が可能な医療施設の紹介
  - ・前準備として，疾患の治療で紹介する後方支援病院をピックアップしておくことが必要

できないこと，やってはいけないこと

- 疾患の治療
  - ・基本は治療しない．簡単な処置ができるかどうかは歯科医師の経験やスキルによる
- 誤嚥が危惧される患児のスケーリング
  - ・注水下の超音波スケーラーによる歯石除去は危険
  - ・手用スケーラーを用いた歯石除去も歯科医師の経験やスキルによるが，無理は厳禁
  - ・どのくらいまで在宅で行うかは地域の活動グループのなかで決めることが必要
- 乳歯抜去などの観血処置
  - ・簡単そうに見える乳歯抜去でも全身状態によっては危険
  - ・全身状態がよく把握されているならば可能だが，基本は後方支援病院で対応

図5　小児在宅歯科医療の基本的な診療体制

特別な歯科医療器具は多くありません．大切なことは，訪問してご家族の話をよく聞く，生活環境をよく視る，基本的な診療体制（**図5**）をよく説明する，といったことです[1]．

小児在宅歯科医療は，個人の医院で担っていくものではなく，小児の診療にかかわる，すべての職種と連携して機能するものです（地域共生社会の構築）．このように話をしている筆者も，現在所属する東京都立小児総合医療センターに異動する（当センターの開院は2010年3月）までは在宅医療にかかわった経験もなければ考えたことさえない全くの素人で，当センターが開院した当初も外来診療と病棟患者の診療で精一杯，在宅歯科医療のことは全く考えたことはありませんでした．2013年に厚生労働省による小児等在宅医療連携拠点事業が始まり，当センターがその拠点病院に選ばれた頃から，小児在宅医療連携としての小児歯科医のかかわりを考えるようになりました[2]．

小児在宅歯科医療は，ここまでお話をしたように個人の医院で担っていくものではなく，小児の診療にかかわるすべての職種と連携して機能するものです．本書をお読みの方々には，これからお話しする内容を地域で広めていく担い手となっていただきたいと考えています．

1）小方清和．小児在宅歯科医療の支援システム構築と医療連携．小児歯科臨床．2018；23（6）：13-20.
2）小方清和．障害児歯科治療と医療連携　重症心身障害児の診療を受け入れますか？　小児歯科臨床．2017；22（3）：45-49.

小児在宅歯科医療とは？

日本歯科大学口腔リハビリテーション多摩クリニック
田村文誉，山田裕之

超高齢社会の到来にともない，医療制度改革において，2014年4月には在宅医療の推進および医療と介護の連携が打ち出されました．在宅歯科医療は，そのような流れのなかで高齢患者へ向けた医療体系として発展してきました．ごく少数，小児への在宅歯科医療を担ってきた歯科医院はあっても，社会全体として小児の患者への在宅歯科医療には関心のないまま，月日が経過してきたといっても過言ではないでしょう．ここ数年でようやく，その必要性を理解した歯科医師や歯科衛生士が取り組むようになってきましたが，まだまだ小児在宅歯科医療にとっては黎明期にあります．

在宅歯科医療に関しては，在宅における口腔ケアや歯科診療などが多くの医療機関によって進められるようにと，東京都福祉保健局から，『在宅歯科医療実践ガイドブック』[1]が出されています．その内容は成人・高齢者を対象とした構成ですが，小児在宅歯科医療へも応用が可能な部分が多く含まれています．

1 往診と訪問診療の違い

子どもの家庭への歯科診療の依頼があった場合，どのような考え・方法のもとで進めていくべきでしょうか．「往診」と「訪問診療」は似ているように感じるかもしれませんが，その意味は大きく違います[2]．

「往診」は，依頼されたときのみに実施する緊急対応で，外来診療の延長線上にあります．たとえば，急に歯が痛くなった，歯ぐきが腫れた，といった場合に，患家を訪問して応急処置をすることを指します．

一方，「訪問診療」は長期的な治療計画のもとに実施されるもので，外来診療とは異なります．それゆえ，小児在宅歯科医療は地域のかかりつけ歯科医が担当するのが望ましく，生活の場において，その子どもの発達に合わせた口腔の健康管理，支援を行うことが重要な役割になります．摂食嚥下機能を促進するための摂食嚥下機能療法や，歯科衛生士が行う訪問歯科衛生指導も訪問診療のなかで計画的に行われるものであり，子どもの口腔の状態を評価したうえで，その結果に基づき指導やリハビリテーションを行なっていきます．

2017年11月に出された中医協資料によると，歯科訪問診療が算定されているのは75歳以上

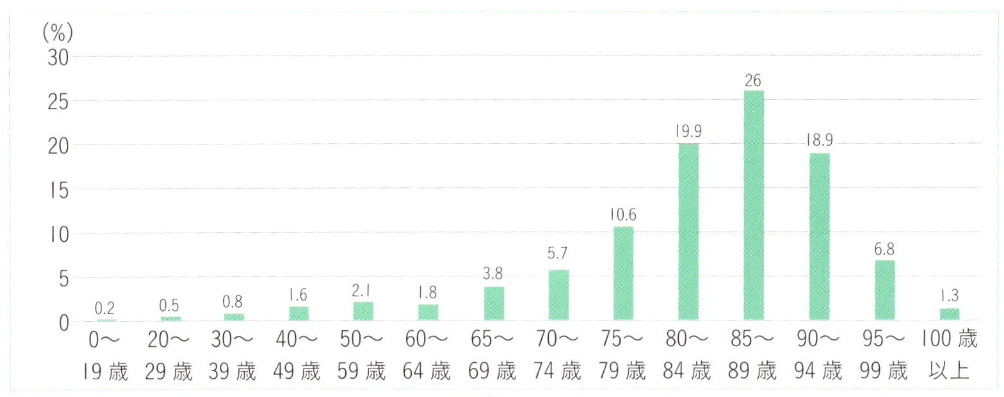

図1　各年齢層における歯科訪問診療の実施割合[3)]

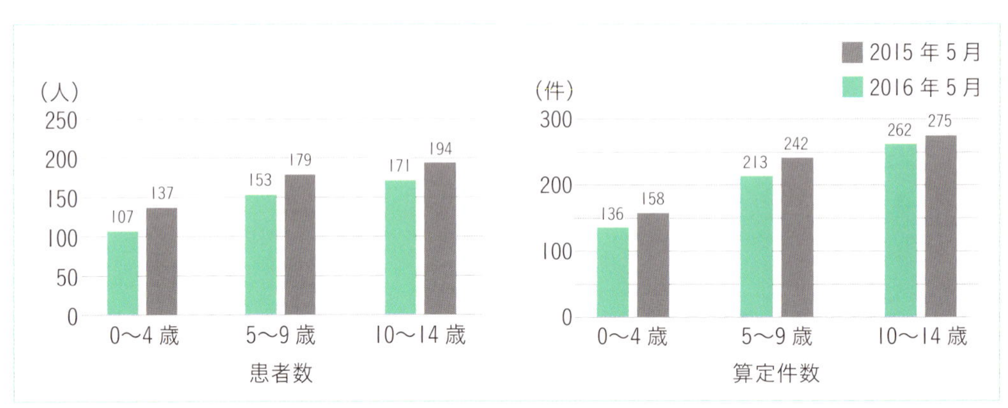

図2　小児在宅歯科医療の患者数・算定件数[3)]

が圧倒的に多く，一方の小児では年間700件未満とはるかに少ない数字でした(**図1，2**)[3)]．超高齢化-少子化社会となり，子どもの数が少なくなったとはいえ，すべての国民に対する歯科医療の充実がなされているとはいえない状況にあるといえます．今後，小児在宅歯科医療への理解が進むとともに，この数字が変化していくことを期待します．

2　在宅で療養している患者から歯科への要望は実際にあるのか？

東京都内全域の訪問看護ステーション(事業所)を対象に，保護者から歯科への要望を確認したアンケート調査(2017年)の一部を紹介します[4)]．有効回答率は，約3割でした．「歯科」といっても内容はさまざまです．大きく分けると，①歯科治療(齲蝕や歯周病などの保存的治療，被覆冠や義歯などの補綴的治療，抜歯などの外科的治療)，②口腔ケア(専門的口腔ケアやTBIなどの歯科予防処置や歯科保健指導を含む)，③摂食嚥下機能療法(食べる機能や嚥下機能に対するリハビリテーション)が挙げられます．注目したいのは，「①歯科治療，②口腔ケア，③摂食嚥下機能療法について，保護者から歯科への要望はありますか？」と質問した結果です．

保護者からの要望(複数回答可)で一番多かったのが「③摂食嚥下機能療法」についてで，次に

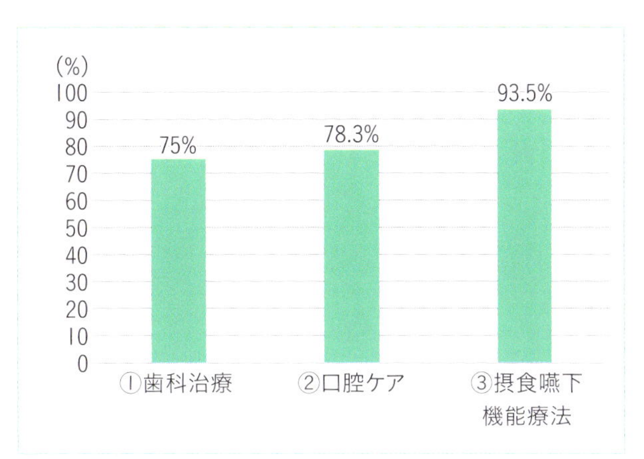

図3　在宅重症児の保護者から訪問看護師に相談された歯科への要望内容（複数回答可）[4)]

「②口腔ケア」，最後に「①歯科治療」の要望でした（**図3**）．歯科治療よりも，口腔ケアや摂食嚥下機能療法などの口腔の機能の維持向上を目的とした要望が多く，全体の2/3以上を占めていることがわかります．この結果は，今までの治療中心型の歯科医療ではなく，治療・管理・連携型（医科と連携した全身管理を含む）の医療の必要性が高くなり，口腔機能の維持管理（②口腔ケア），特に小児では口腔機能の発達（③摂食嚥下機能療法）が，訪問診療の場で保護者から求められていると考えられます[5)]．

では，どのくらいの歯科が対応できているのか，今回の調査から推測します．小児を対象にした訪問診療を行っている事業所は，回答した事業所の約5割でした．しかし，そのなかで実際に歯科医院と連携している事業所は約1割でした．つまり，残りの4割は，歯科への要望はあるが，歯科訪問診療で対応できていないことになります．同調査から，事業所が担当している在宅小児患者数（0～17歳）は，都内全体で約1,500名いる推測になります．よって，その5分の4である1,200名は少なくとも歯科の介入ができていないことになります．

ここまで説明した通り，確実に，歯科への要望はあります．しかし，その需要と供給量はアンバランスです．2018年度から，歯科保険診療に「小児在宅患者訪問口腔リハビリテーション指導管理料」（p.18参照）が新規に導入されました．いままさに，小児在宅歯科医療に期待がかかっています．そして，求められているのは，小児の歯科治療のみならず，包括的に口腔機能管理ができる歯科医院です．

1）東京都福祉保健局，社団法人東京都歯科医師会．在宅歯科医療実践ガイドブック．
http://www.fukushihoken.metro.tokyo.jp/iryo/iryo_hoken/shikahoken/pamphlet/zaitakushikairyougaidobukku.html
2）一般財団法人日本老年歯科医学会編．老年歯科医学用語辞典　第2版．医歯薬出版，2016．
3）中央社会保険医療協議会．在宅医療（その3）．2017年11月10日．
https://www.mhlw.go.jp/file/05-Shingikai-12404000-Hokenkyoku-Iryouka/0000184390.pdf
4）山田裕之，田村文誉，杉本　明，ほか．訪問看護ステーションが対応している重症心身障害児と在宅歯科医療の現状を確認したアンケート．障害者歯科．2017；38（3）：451．
5）中央社会保険医療協議会．「歯科医療（その2）」．2017年12月6日．
https://www.mhlw.go.jp/file/05-Shingikai-12404000-Hokenkyoku-Iryouka/0000187143.pdf
6）厚生労働省保険局医療課．平成30年度診療報酬改定の概要　歯科．
https://www.mhlw.go.jp/file/06-Seisakujouhou-12400000-Hokenkyoku/0000203139.pdf

3 地域での取り組み

❶ 東京都多摩地区での取り組み

東京都立小児総合医療センター　小児歯科
多摩小児在宅歯科医療連携ネット　代表
小方清和

1 多摩小児在宅歯科医療連携ネットについて

東京都多摩地区に住む在宅重症児に対する口腔管理と摂食嚥下機能を支援することを目的に，地域の歯科医師と基幹病院との連携システムを構築しようという話が持ち上がりました．田村文誉歯科医師（小金井市・日本歯科大学口腔リハビリテーション多摩クリニック），小坂美樹歯科医師（武蔵村山市・東京小児療育病院），横山雄士歯科医師（国分寺市・横山歯科医院）と筆者の4名が中心になり，多摩地区の重症児への歯科治療が可能な11施設（**図1**）と20歯科医師会に所属の歯科医師の先生方に呼び掛けて，2015年1月に「多摩小児在宅歯科医療連携ネット」（たましょう歯ネット）を立ち上げました[1]．

多摩地区で重症児の受診が可能な病院歯科
①東京小児療育病院（武蔵村山市）
②東京都立東大和療育センター（東大和市）
③東京都立小児総合医療センター（府中市）
④東京都立多摩総合医療センター（府中市）
⑤島田療育センター（多摩市）
⑥日本歯科大学口腔リハビリテーション多摩クリニック（小金井市）
⑦公立昭和病院（小平市）
多摩地区で重症児の受診が可能な歯科医師会運営の障害児（者）歯科診療所
⑧調布市小島町歯科診療所
⑨八南歯科医師会障害者歯科多摩市診療所
⑩八南歯科医師会障害者歯科八王子市診療所
⑪町田市歯科医師会障がい者歯科診療所
奥多摩町
青梅市
瑞穂町
羽村市
武蔵村山市
東村山市
清瀬市
東久留米市
日の出町
東大和市
檜原村
あきる野市
福生市
小平市
西東京市
昭島市
立川市
国分寺市
武蔵野市
国立市
三鷹市
府中市
八王子市
日野市
稲城市
狛江市
町田市

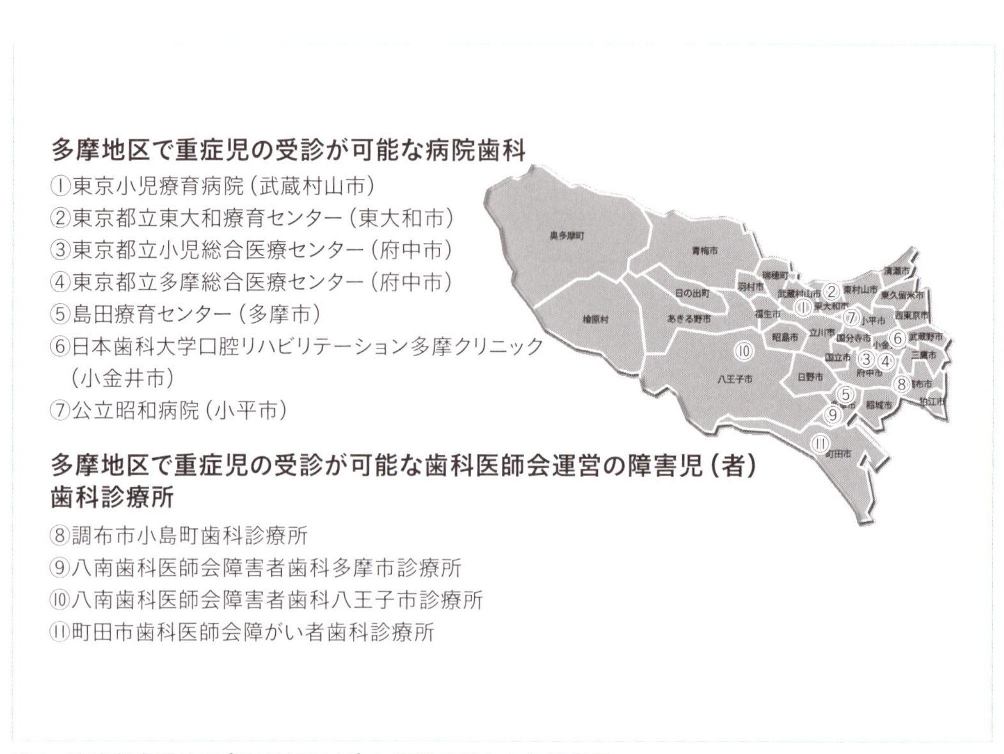

図1　東京都多摩地区（26市3町1村）と病院歯科との位置関係

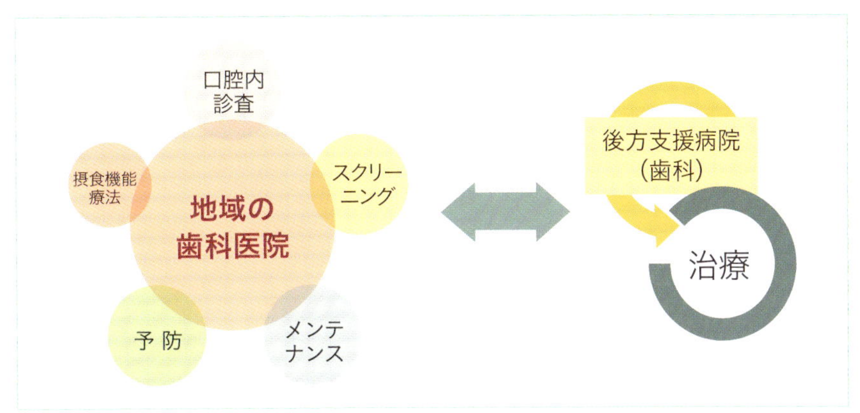

図2　たましょう歯ネットが考える口腔内管理の連携ネットワーク
患者自宅から近隣にある歯科医院が主治医となり，後方支援病院(歯科)と連携して，口腔管理と摂食機能療法を行う

2 たましょう歯ネットが考える連携ネットワーク

筆者が小児病院に赴任して一番重要であると感じたことは，多職種との連携です．一人の子どもに対し，医療だけでなく教育の面や在宅重症児が自宅で安心してすごせるような環境づくりなどのサポートも考えて支えていく必要があることも，目の当たりにしました．

在宅重症児の歯科的サポートを依頼された場合，歯科医療サイドとして受け皿が必ず必要になると考えるようになりました．まずは歯科医療連携の強化と発想の転換が必要です．地域の歯科医院では口腔内診査やスクリーニングを行い，口腔内に疾患がないかを診査するのが主な役割です．疾患があった場合，地域の後方支援病院の歯科に依頼し，治療を行います．治療後は地域の歯科医院でメインテナンスや予防に努めます．摂食嚥下障害が疑われた場合，後方支援病院にて嚥下機能等を診査・診断し，口腔ケアや摂食機能訓練を行っていくという連携ネットワークを考えています(**図2**)．

重症児の診療，特に治療は極めて困難で，歯石除去であっても誤嚥につながることも危惧され，医療事故を起こさないためにも医科との連携が十分にとれる後方支援病院で治療を行うことが望ましいと考えています．

3 たましょう歯ネットの主な活動内容

ここまで挙げた歯科医療連携を実施するために，以下のように「たましょう歯ネット」の活動を4部会に分けています(**図3**)．

1 研修会企画部会

まずは在宅重症児の窓口になる地域の歯科医院を増やすこと，そのためにもわれわれが考えている連携ネットワークを知っていただくことが必要です．多摩地区の在宅重症児にかかわりを持

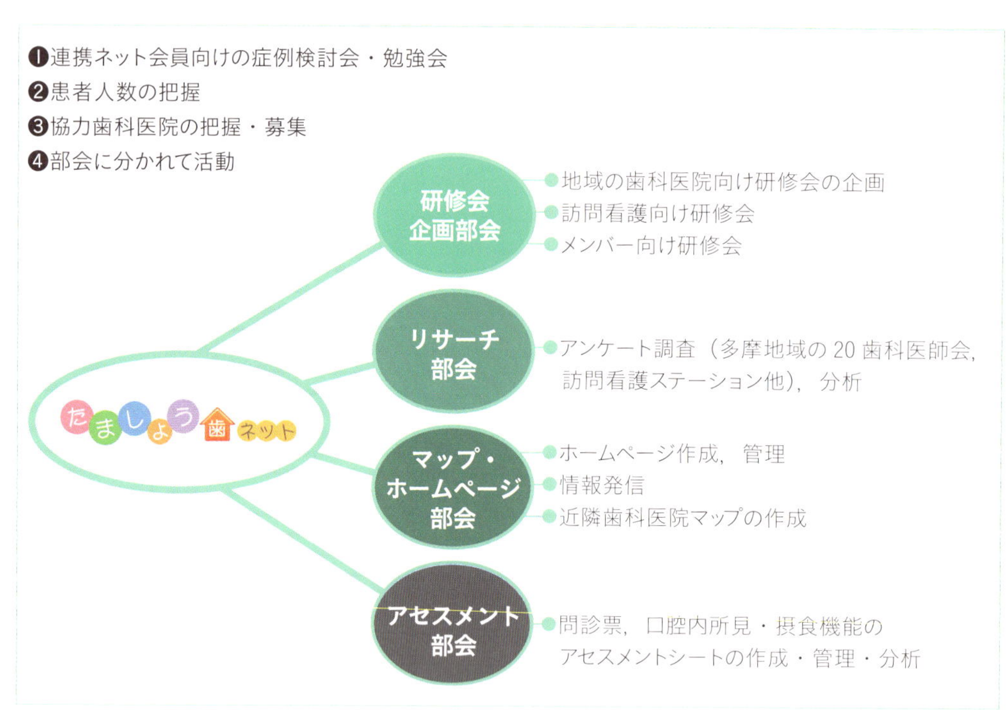

図3　たましょう歯ネットの主な活動

つ方々に対する症例検討会・勉強会の実施を計画します．われわれが大切に考えていることは，「歯科受診をせずに重症化することを防ぐ」ことです．連携が十分に取れて早期に治療ができるならば，後方支援病院における歯科治療が容易になります．

成長発育段階での口腔内疾患の放置は，摂食嚥下障害や呼吸状態の悪化にもつながりかねません．また，無理な治療は行わず，安全に診療するノウハウや，口腔ケア，摂食機能訓練などの勉強会を行っていきます．

2 リサーチ部会

地域での在宅重症児への歯科訪問診療の現状と協力歯科医院を把握する目的でアンケート調査を行っています．歯科医療関係者だけではなく，在宅重症児に多く関わっている訪問看護ステーションには，歯科受診の現状と歯科受診のニーズを調査しています[2]．

3 マップ・ホームページ部会

われわれの活動をより多くの方々に知っていただくためにも，ホームページでの広報活動は重要です．また，訪問診療が可能な近郊歯科医院マップを作成し，ご家族や，医師，看護師にも広く活用していただくことを目的に現在作成しています（**図4**）．

4 アセスメント部会

小児在宅歯科医療を行うとき，子どもの全身状態を把握できているほうがより安全に診察ができます．そのための問診表の作成，訪問した時のチェック項目をまとめたアセスメントシートを作成し，診察に役立てます．

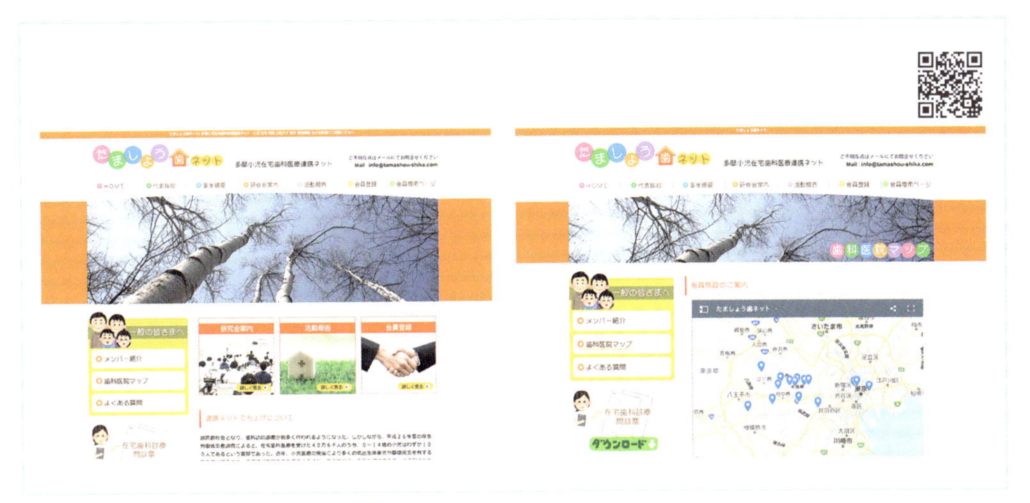

図4　たましょう歯ネットのHP画面
http://www.tamashou-shika.com/index.html

なお，この活動は「公益財団法人 在宅医療助成 勇美記念財団」の助成を受け行いました[3)]．

1）小坂美樹，小方清和，横山雄士，田村文誉．在宅療養中の重症心身障害児を地域で支える訪問歯科医療連携システムの構築．障歯誌．2016；37（3），377．
2）山田裕之，田村文誉，杉本明，ほか．訪問看護ステーションが対応している重症心身障害児と在宅歯科医療の現状を確認したアンケート．障歯誌．2017；38（3），451．
3）小方清和．多摩地区における小児在宅歯科医療の支援システム構築と医療連携．公益財団法人　在宅医療助成　勇美記念財団 2015年度（後期）一般公募「在宅医療研究への助成」完了報告書．
http://zaitakuiryo-yuumizaidan.com/main/report.php（報告書一覧1287）

地域での取り組み

❷ 札幌での取り組み

医療法人稲生会 生涯医療クリニックさっぽろ　歯科（北海道）
高井理人

当院は障害児（者）に対する在宅医療を主体とした医科歯科併設の診療所であり，全患者の約60％が重症心身障害児（者）や医療的ケアを必要とする小児患者です．そのうち約90％の患者が在宅人工呼吸器を使用しており，そのほかにも経管栄養や痰の吸引など，日常的に濃厚な医療を必要とする小児患者が多いことが特徴です（**図1**）．

診療所は，小児科医師をはじめ，歯科医師，看護師，理学療法士，作業療法士，言語聴覚士，歯科衛生士，管理栄養士，社会福祉士，介護福祉士，保育士，事務職員といった多職種で構成され，法人内には訪問看護ステーション，居宅介護事業所，短期入所事業所を併設しています．

当院では，包括的な小児在宅支援を行う多職種協働チームの一員として歯科を位置づけ，在宅重症児に対する歯科訪問診療を実践しています．

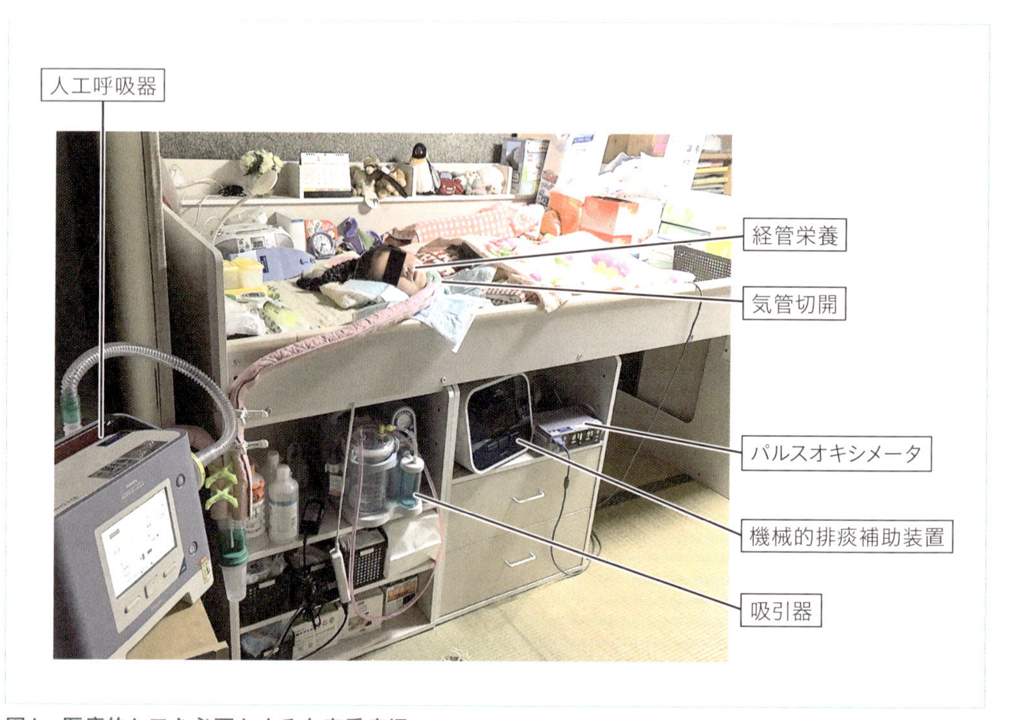

図1　医療的ケアを必要とする在宅重症児

2 当院における小児在宅歯科医療の実態

人工呼吸器などの医療的ケアを必要とする在宅重症児は，通院が困難なこともあり，歯科を受診する機会が少ないです（**図2**）．当院では，在宅重症児に対して，必要に応じて早期から歯科的な介入ができるよう小児科と連携しています．在宅重症児の歯科に対するニーズはさまざまなものがありますが，当院で行った調査で最も多かったのは，口腔ケアに関するものでした（**図3**）．他にも，摂食嚥下リハビリテーションや交換期乳歯の抜歯など，その対応範囲は多岐に渡ります（**図4**）．侵襲度の高い治療や嚥下造影検査など，在宅で行うことが困難な診療内容については，病院歯科や大学病院と連携しています．

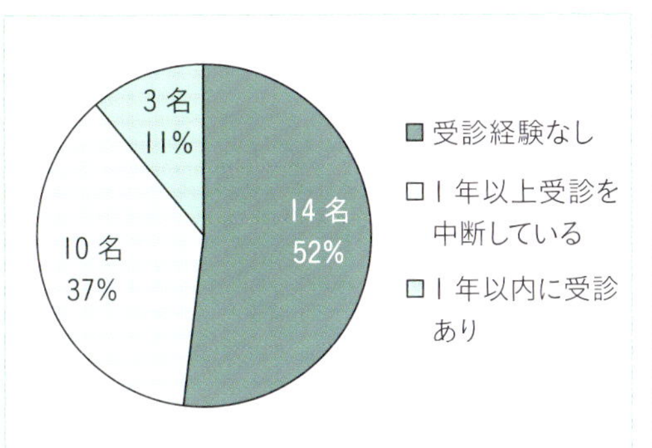

図2　歯科訪問診療を実施した在宅重症児の初診時の歯科受診歴[1]

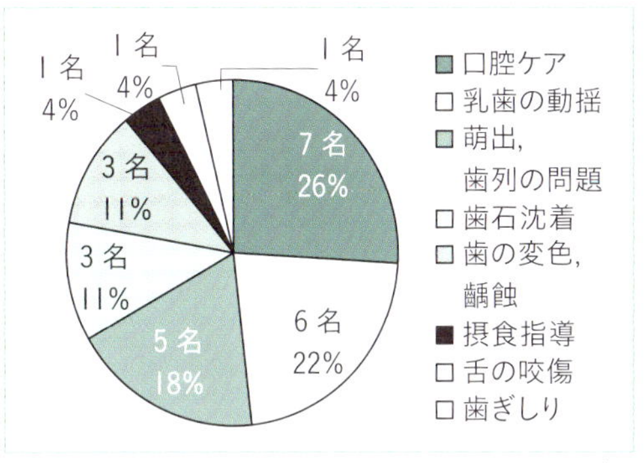

図3　歯科訪問診療における在宅重症児の主訴[1]

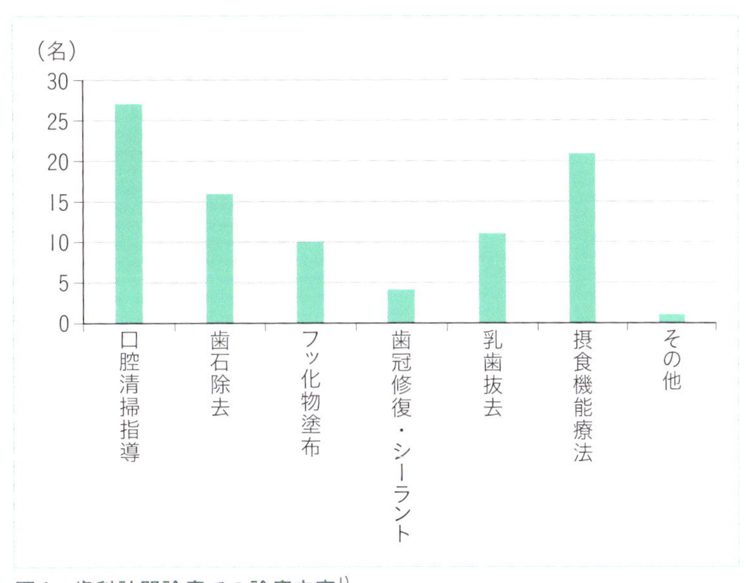

図4　歯科訪問診療での診療内容[1]

3 小児在宅医療における多職種協働

当院では，多職種と協働しながら歯科訪問診療を実施しています．在宅主治医である小児科医師とは，全身状態，治療方針，歯科治療時の注意点等の情報を日常的に共有しています．訪問中に体調変化があった場合には，医師や看護師に報告し，往診や訪問看護でフォローしてもらうこともあります．このように，医科歯科協働で医療安全管理を行っています．また，栄養管理や摂食嚥下リハビリテーションについては，医師，管理栄養士，言語聴覚士といった職種とともに取り組むなど，個々のニーズに合わせたチームアプローチを行っています．当院では，ミーティングやカンファレンスの他，電子カルテやICTなどさまざまな方法を用いて日常的に情報共有を行い，関わる職種それぞれがリアルタイムに児の状態を把握することで，きめ細やかな在宅支援ができるよう努めています（**図5**）．

小児在宅医療では，医療依存度の高い在宅重症児に対して，多職種がそれぞれの視点から多角的に関わっています．歯科ができることはその限られた一部ですが，「歯科だからこそできる支援」があります．その支援を，多職種と手を取り合いながら実践し続けることで，在宅医療を必要とする子どもたちの生活がよりよいものになることを願っています．

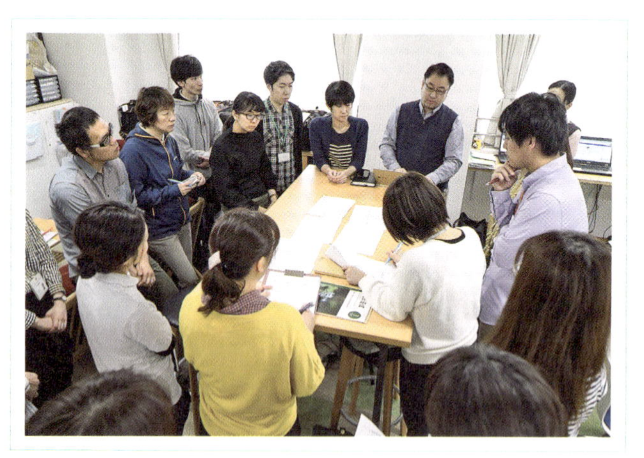

図5　多職種による患者情報の共有

1）高井理人，大島昇平，中村光一，八若保孝．在宅人工呼吸器を使用する重症心身障害児に対する訪問歯科診療についての検討．小児歯誌．2017；55（3）：382-389.

地域での取り組み

3 千葉での取り組み

医療法人社団瑞祥会　いいづか歯科クリニック（千葉県）
千葉小児在宅歯科医療連携ネット
飯塚真司

在宅療養中である在宅重症児のほとんどは，在宅主治医が存在せず，病院主治医がそのまま主治医となっていることが多いようです．そのため，自宅から遠方の病院まで人工呼吸器や吸引器，パルスオキシメータなどをバギーに装着して定期的な通院をしています．その際，病院歯科を受診する場合もありますが，なかには体調不良や予約時間が合わないなどの理由で，次第に歯科受診が遠のいていく子どもも多くいるのが現状です．また，歯科がない病院に通院している場合は，そもそも歯科を受診したことがないという場合も多いようです．

在宅療養中の子どもも，成長発育します．成長発育していく過程では，われわれ歯科の専門領域である顎顔面の成長発育，歯の萌出と永久歯への交換がみられます．そのためわれわれ歯科医療従事者による，顎顔面の成長発育，齲蝕や歯肉炎の予防を含めた口腔内の管理が在宅の場で必要と考えています．

本稿では，当院で行っている小児在宅歯科医療および小児在宅医療に関係する多職種との交流について，報告します．

1 臨床と多職種連携

1 臨床の実際

筆者が在宅で行う処置は，主に口腔ケアと齲蝕予防処置，嚥下訓練です．乳歯の抜歯や注水下での歯科治療は，連携している病院歯科で行っています．

全身的なリスクが高い場合は，後方支援してもらえる病院歯科との連携が必要であり，連携システムをきちんと構築できれば，安全に，そして安心して開業歯科医が小児在宅歯科医療を行うことができると考えています（**図1**）．

2 多職種連携をとるには

在宅重症児への訪問診療を行う医師や訪問看護師は少なく，また要介護高齢者ではケアマネジャーが多職種連携の中心的な役割を果たしますが，在宅重症児にはこうした役割を果たせる専門職がいません．そのため，確立された歯科との連携システムができ上がっていないことが問題

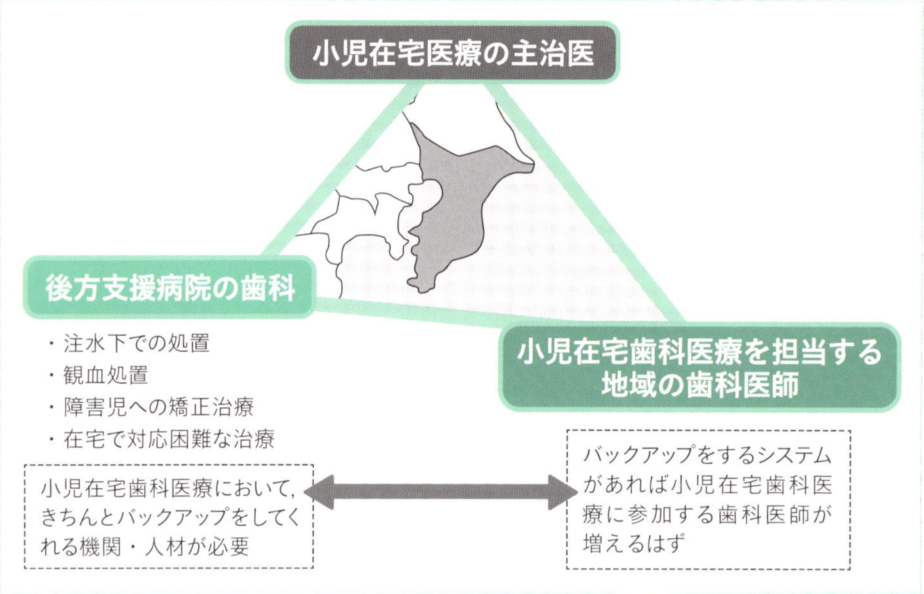

小児在宅医療の主治医

後方支援病院の歯科

・注水下での処置
・観血処置
・障害児への矯正治療
・在宅で対応困難な治療

小児在宅歯科医療を担当する地域の歯科医師

小児在宅歯科医療において，きちんとバックアップをしてくれる機関・人材が必要

バックアップをするシステムがあれば小児在宅歯科医療に参加する歯科医師が増えるはず

図1　小児在宅歯科医療のためには後方支援病院との連携構築が必要

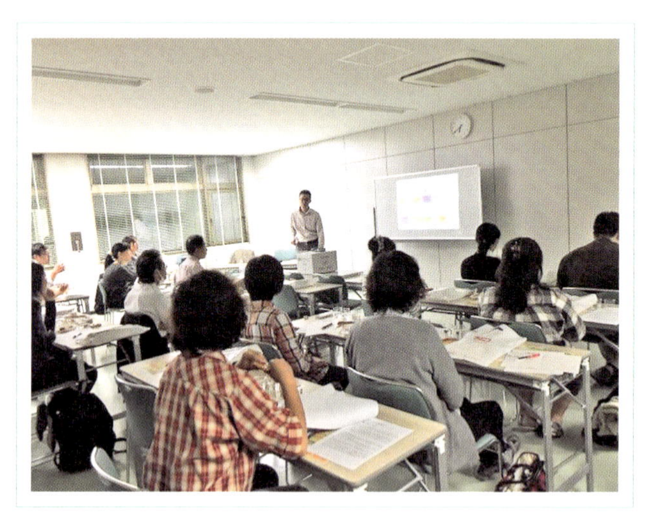

図2　千葉小児在宅歯科医療連携ネットでの研修会

と考えています．保護者が歯科を受診したいと思ったとしてもどこに連絡したらよいのかわからず，また，歯科が何をどこまでやってくれるのかわからないというのが現状です．

そのため，歯科が在宅でできる診療範囲を保護者ならびに他職種にも知ってもらう必要があると考え，近隣の歯科医師と「千葉小児在宅歯科医療連携ネット」を立ち上げました．本連携ネットでは，看護師，言語聴覚士，理学療法士，作業療法士，管理栄養士などに向けて，歯科が小児在宅の場で何ができるのかを知ってもらうための定期的な研修会や意見交換会を開催しています（**図2**）．在宅の場では食べることについての悩みが非常に多いため，最近の研修会では，摂食嚥下障害の研修会や調理実習を行うことが多くなっています．

2　高齢化した障害者への訪問歯科診療

小児在宅歯科医療というと，小さな子どもばかりを対象にしていると思われますが，医療技術の進歩により障害児（者）の寿命は延びてきています．そのため，歯科に通院できていた，または保護者がなんとか歯科医院に連れていくことができていた障害児（者）であっても，保護者の高齢化などの事情による通院の中断，あるいは患者自身の障害が重篤化したり，健常者と同じく生活習慣病や悪性腫瘍に罹患したりすることにより歯科医院へ通院できなくなり，在宅歯科医療が必要となる症例も増えてきています．

千葉小児在宅歯科医療連携ネットでは，利用者の高齢化が目立つ施設における歯科健診を3年前から行っています（**図3**）．小児在宅歯科診療は，障害児と同時に，高齢化した障害者を診ていく歯科医療であると考えています．

近年，地域包括ケアシステムの充実が求められています．そして，この地域包括ケアシステムは高齢者だけを対象とした制度ではなく，子どもも対象にしています．在宅重症児や，高齢化した障害者といった対象を視界にいれたうえで，地域の特性に合ったケアシステムを作り，少しでも多くの患者に歯科医療を届けてあげたいと考えています．

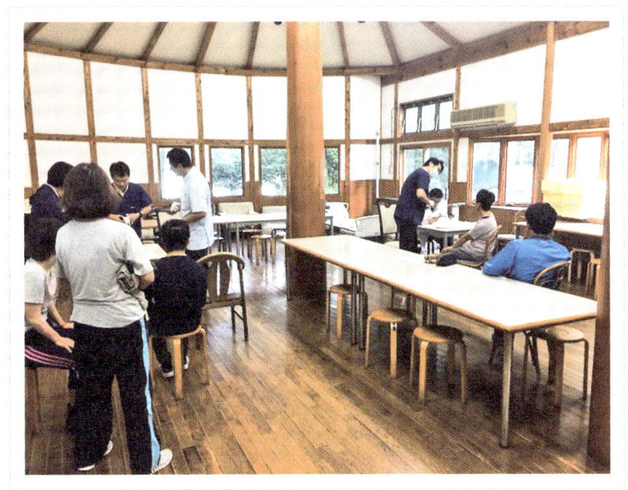

図3　千葉小児在宅歯科医療連携ネットでの歯科健診

1）小川勝彦，児玉和夫監修．重症心身障害児・者医療ハンドブック第2版．三学出版，2014.
2）公益財団法人日本訪問看護財団監修，田中道子，前田浩利著．小児・重症児者の訪問看護．中央法規，2015.

COLUMN

小児在宅歯科医療にかかわる保険診療上のルール

日本歯科大学口腔リハビリテーション多摩クリニック
田村文誉

小児在宅患者訪問口腔リハビリテーション指導管理料の概要

平成30（2018）年度の診療報酬改定において，「質の高い在宅医療の確保，在宅等で療養する患者の口腔機能管理の推進」を目的に，**小児在宅患者訪問口腔リハビリテーション指導管理料**が新設されました．小児患者に特化した管理料の新設は，この分野への重要性が国に認められたことを意味しています．

小児在宅患者訪問口腔リハビリテーション指導管理料　450点

〔算定要件〕

・歯科訪問診療料を算定した15歳未満の患者であって，継続的な歯科疾患の管理が必要なものに対して，当該患者の口腔機能評価に基づく管理計画を作成し，20分以上必要な指導管理を行った場合に月４回に限り算定

・患者等（家族を含むものであること）に対して，歯科疾患の状況及び当該患者の口腔機能の評価結果等を踏まえた管理計画について説明

対象患者：口腔機能の発達不全を認めるもの，口腔疾患または摂食機能障害を有するもの
目的：口腔衛生状態の改善，口腔機能の向上及び口腔疾患の重症化予防

・小児在宅患者訪問口腔リハビリテーション指導管理料を算定した月において歯科疾患管理料，歯科特定疾患療養管理料，歯科疾患在宅療養管理料及び在宅患者訪問口腔リハビリテーション指導管理料は別に算定できない．

〔包括範囲〕（以下については包括されるため別に算定できない）

・歯周病検査，摂食機能療法，歯周基本治療，歯周基本治療処置，在宅等療養患者専門的口腔衛生処置，機械的歯面清掃処置

〔加算〕

・かかりつけ歯科医機能強化型歯科診療所加算　75点
・在宅療養支援歯科診療所加算１　125点
・在宅療養支援歯科診療所加算２　100点

訪問診療の範囲（距離）

訪問診療の範囲は，医療機関から半径16キロ圏内です．それ以上の場合でも，その地域にその医療を専門とする歯科医師が居ない場合には可能です．しかし，専門とする歯科医師がいる場合，仮に患者が希望したとしても，保険上のルールでは訪問できません．医療機関によっては，自費診療として訪問している場合もあるようです．

交通費

訪問診療にかかる交通費については，別途請求できます．訪問診療の頻度や，患家への距離や移動時間を考慮して，実際にかかった費用を請求する場合もあれば，各医療機関によって，個別に金額を設定している場合もあります．

（※保険診療に関する内容は2019年5月現在の内容です）

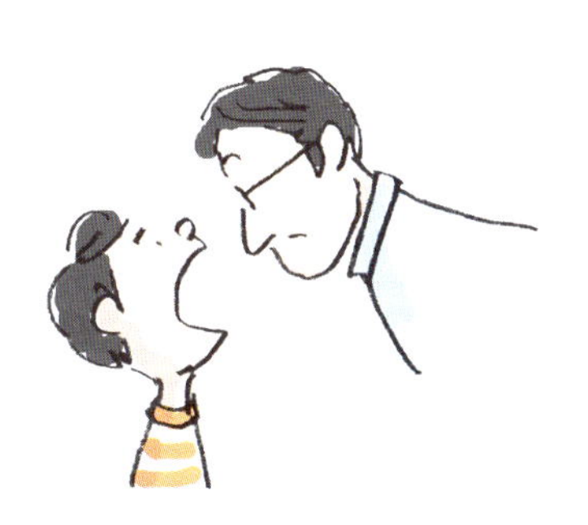

第1章 在宅重症児を理解する

1 なぜ，小児在宅医療が必要なのか？

東京都立小児総合医療センター　在宅診療科
冨田　直

1 小児在宅医療普及のきっかけ

「小児在宅医療」という言葉が使われるようになったのは，つい最近のことです．

注目されるきっかけとなった出来事は，2008年に起こった「都立墨東病院妊婦死亡事件」です．激しい頭痛を訴えた妊婦の救急受け入れ先がなかなか見つからず，児を出産後，不幸にも母が頭蓋内出血で死亡したという経緯が，「たらい回し」「受け入れ拒否」という言葉とともに報道されました．医療と行政に非難が集中するなか，遺族である父親自らが希望して厚生労働省で記者会見を開き，担当した医療者を擁護したうえで，医療と行政が力を合わせてこの問題を改善することを要望されました．これが起点となったのです．

この事件における受け入れ困難理由を精査して判明したのは，新生児集中治療室（neonatal intensive care unit：NICU）において人工呼吸や気管切開等の高度医療を要する重症児がそのまま退院できず，長ければ年単位の長期入院となり，貴重な病床を占有し続けてしまうという問題でした．その結果，出生する児がNICU入院の可能性のある妊婦について周産期医療センターへの入院受け入れが阻害されていたのです．そして，こうした状況は東京都だけでなく，全国の周産期医療センターにおける共通の問題と判明し，「NICU出口問題」や「NICU満床問題」と呼ばれ，重症児の在宅医療移行支援の重要性がはじめて政府や各都道府県に認識されたのでした．

2 小児在宅医療が求められる理由

上記の事件以後，NICUに入院した全ての児は原則的に自宅退院するという方針が明確になりました．しかし，当初は重症児に対応可能な地域の在宅医療福祉資源は極めて乏しく，「病床を空けるため」の退院支援となりがちで，重症児と家族が退院後に困る例が多く認められました．

その後，経験を積むなかで医療的ケア児（生活を送るうえで日常的に医療的ケアが必要な児）の在宅移行において，「生活支援」が大変重要であることに医療者も気づくようになりました．さらに，重症児の在宅移行支援と末期悪性腫瘍を中心とする成人の在宅移行支援とはその支援内容が大きく異なることが判明しました（**表1**）．

表1　小児在宅医療の特色

①複雑で稀な疾患が多い．主治医の小児科医も初めての経験の疾患は稀でない．多臓器の合併症が多い（児の状態を具体的にイメージすることが難しい）．
⇒**「百聞は一見に如かず」**．実際に本人と親に会うことの重要性
②成人と異なり，療養期間が年単位の長期にわたることが多い
③自宅に帰ることで病院では見られなかった発達の伸びや反応がみられる．医療者も退院前に全く予想できなかった大きな「発達」を得ることも少なくない
⇒退院後の遊びや関わりの重要性
④発達・成長・ケア内容（改善悪化両方）・家族状況・通園通学等と「変化」が大きい．
⇒刻々と変わる児と家族のニーズに合った「体制・支援の見直し」が非常に重要
⑤「体制・支援の見直し」の中心となるべき地域連携のコーディネーターをどの職種が担うか？ 介護保険制度によるケアマネジャーにあたる業種が小児在宅医療の制度にはない
⇒いままでは親がしていることが多かったが，今後は保健師や相談支援専門員へ

表2　障害者の日常生活及び社会生活を総合的に支援するための法律及び児童福祉法の一部を改正する法律

●第五十六条の六第二項（平成28年6月3日公布，同日施行）
「地方公共団体は，人工呼吸器を装着している障害児その他の日常生活を営むために医療を要する状態にある障害児が，その心身の状況に応じた適切な保健，医療，福祉その他の各関連分野の支援が受けられるよう，保健，医療，福祉その他の各関連分野の支援を行う機関との連絡調整を行うための体制の整備に関し，必要な措置を講ずるように努めなければならない」

（強調は筆者による）

次に，小児在宅医療を「児の権利」の観点から考えてみたいと思います．病院のこどもヨーロッパ協会（European Association For Children In Hospital：EACH）が1988年に採択した「病院のこども憲章」[1,2]という条文があります．この条文は「国連こども憲章」から派生したものです．そして，第1条には「必要なケアが通院やデイケアでは提供できない場合に限って，こどもたちは入院すべきである」とあります．つまり，「小児在宅医療」は在宅人工呼吸器や中心静脈栄養など重度な医療的ケアを要する重症児（医療的ケア児）にとって，本来あるべき自宅で過ごすために必要な権利なのです．

2016年6月3日に，わが国でも医療的ケア児が地域で生活することを支援する法律が制定されました（**表2**）．これは医療的ケア児の存在を初めて法律で認めたとともに，各自治体が医療的ケア児の生活支援を努力義務としたことで画期的な法律です．この法律の制定以降，「保健・福祉・医療・教育等の関係機関の協議の場」を設けることを各自治体に義務づけるなど，医療的ケア児と小児在宅医療の環境は劇的に変化しています．

筆者が「医療的ケア児の幸せ」を突きつめて考えたときの答えとして，「親や兄弟姉妹と自宅で一緒に普通に生活すること」があり，そのための「在宅医療」や「地域連携」であると考えます．地域において児と家族を支える体制づくりが今後着実に進んでいくことを切に願います．

3 小児在宅医療を推進するきっかけとなった症例

最後に，筆者の取り組みに大きな影響を与えた症例を提示して本稿を終えたいと思います．

■**症例**：生後7カ月女児（在宅移行支援開始時）

■**原病**：先天性脳奇形（脊髄髄膜瘤・キアリ奇形2型・水頭症・てんかん），低血糖症，気管軟化症など

■**医療的ケア内容**：在宅人工呼吸器，単純気管切開，経管栄養ほか

■**家族**：両親および3歳年上の姉の4人家族

■**経過**：胎内診断後，予定帝王切開で出生．日齢2日目の水頭症に対するシャント術から始まり，計11回の手術を要した．キアリ奇形から生じる脳幹障害により両側声帯麻痺・無呼吸発作・嚥下障害を合併．各症状に対し気管切開・24時間人工呼吸器装着・胃経管栄養・頻回の口鼻腔・気管内吸引等を必要とした．生後7カ月で全ての手術が終了し，在宅移行を考慮できる状態となったが，生命予後も厳しいと判断されていたこともあり，両親は退院を当初は躊躇した．当院の在宅移行支援チーム（医師・看護師・医療ソーシャルワーカー，臨床心理士，リハビリスタッフ等からなる院内多職種連携チーム）より「残された時間は限られているかもしれないが，むしろそれだからこそ家族と生活する時間は児と家族にとって意義は深い」，そして「全面的に当院と地域で退院後の生活を支援する」ことを両親に伝えたところ，熟慮の末，在宅移行を決断された．

訪問診療医と訪問看護師，各種手当と身体障害者手帳を導入し，外泊や短期退院を繰り返して状態を確認のうえ，約5カ月の経過で退院．原病による下半身麻痺があり，1歳過ぎの退院の時点で定頸を認めず，退院以降の精神発達や粗大運動発達は期待できなかった．しかし，外泊開始後，すでに人を見つめて笑顔が見られるようになるなど，明らかな変化が得られた（**図1**左）．

3歳までに，退院時には医療者が全く予想できなかった発達を得られた．はじめに寝返り，次にずりばいによる移動手段を獲得し，座位保持も可能となった．さらに言葉を理解して簡単な指示に従えるようになり，「ママ」など言葉を使うようになった．在宅人工呼吸器は夜間のみの装着となった（**図1**中央）．

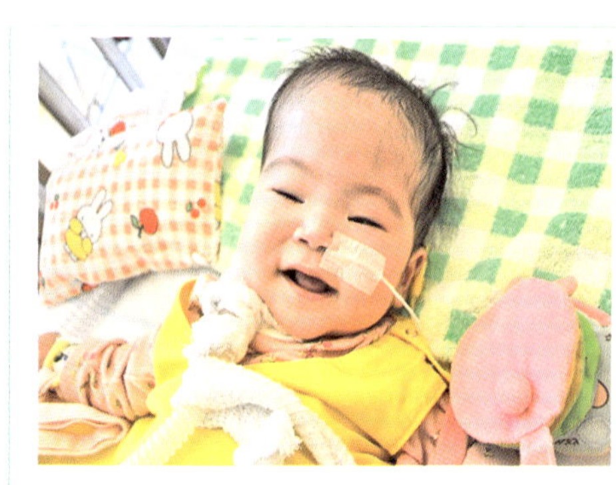

1歳の退院時

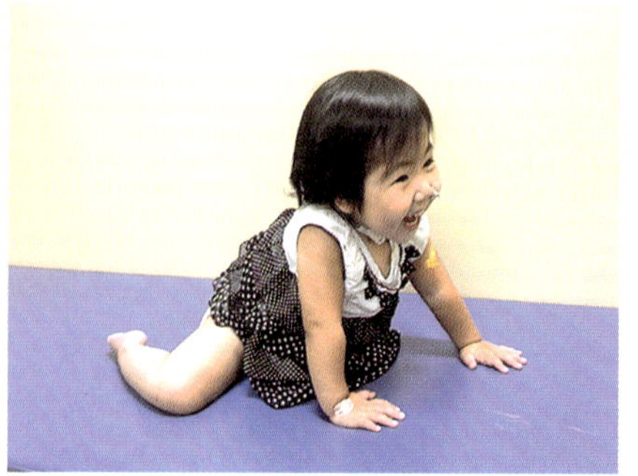

3歳時

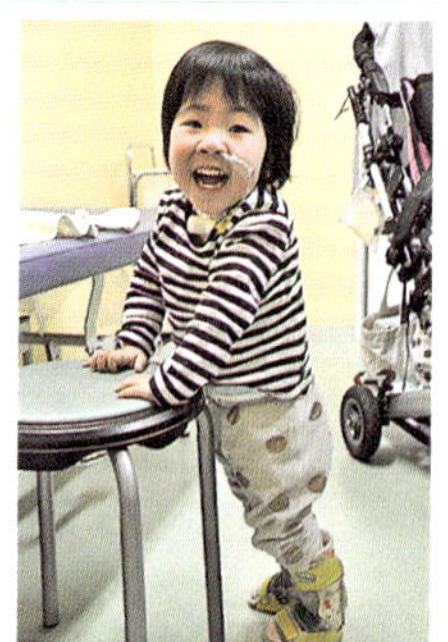

5歳時

図1　症例（写真はご両親より承諾を得て掲載）

これらの経過から，より行動範囲を広げるための検討がされ，原病による強い尖足に対して5歳時に整形外科的手術を行った．その結果，下肢補装具をつけて伝い歩きが可能となった（**図1**右）．

一方，本児と関わる以前は小児と全くかかわりのなかった地域の訪問診療医や訪問看護師が現在積極的に小児のサポートを行うなど，本児の存在が地域の医療福祉体制を変える役割も果たしている．

1) EACH. The EACH Charter with Annotations. 2016 (Update version).
https://www.each-for-sick-children.org/each-charter/introduction-each-charter-annotations

2) 病院のこどもヨーロッパ協会.「病院のこども憲章」注釈情報. 2002年度版
http://www.nphc.jp/each.jp.pdf

小児在宅医療を支える社会福祉・医療環境

❶ 行政の立場から

町田市保健所
田村光平

1 医療的ケア児を支える国と地方公共団体の取組み

近年，医学の進歩によって医療的ケアが必要な障害児（医療的ケア児）が増加しており，平成28（2016）年の0～19歳の医療的ケア児数は約1.8万人[1]と推計されています（**図1**）．特に，在宅人工呼吸器を必要とする在宅重症児の数が増加しています．

こうした医療的ケア児の増加を背景として，国は児童福祉法を改正し，地方公共団体に対する条項を新設しています（p.21参照）．これにより，都道府県や市町村では関係機関との連絡調整を行うための体制を整備する努力義務が課されています．

また「障害福祉サービス等及び障害児通所支援等の円滑な実施を確保するための基本的な指針」[2]では，医療的ケア児が適切な支援を受けられるよう，平成30（2018）年度末までに，都道府県，圏域および市町村において，保健，医療，障害福祉，保育，教育等の関係機関が連携を図るための協議の場を設けることを掲げています．

この具体的な関係機関として，保健所，病院・診療所，訪問看護ステーション，障害児通所支援事業所，障害児入所施設，障害児相談支援事業所，保育所，学校等が挙げられています．当然ながら，歯科医療機関も協議に参画して連携する必要があります．

この協議の場は，平成30（2018）年8月1日現在，都道府県の87％，市町村の35％に設置され

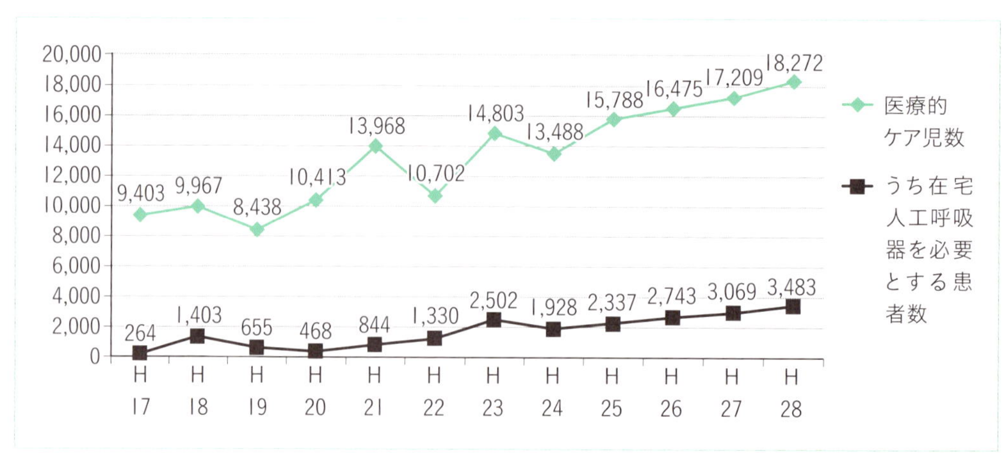

図1　医療的ケア児と，そのうち人工呼吸器を必要とする患者数の経年変化[1]

ており[3]，未設置の県でも平成30年度中には設置予定であることから，現在は全都道府県で設置されていると考えられます．

小児の在宅医療およびその支援体制については，実態が十分に把握されていない状況から，協議の場を利用して，都道府県や市町村単位での実態把握を行い，地域の実態に基づいた取組方法を検討していく必要があります．

学校での取組として，国は平成29（2018）年10月に「学校における医療的ケアの実施に関する検討会議」を設置し，平成31（2020）年3月に最終まとめ[4]を公表しています．最終まとめでは，学校ごとに実施要領を策定して医療的ケア安全委員会を設置するなど，校長の管理責任のもと，関係者が連携し対応できる体制を構築することを求めています．

2 医療的ケア児をサポートする制度や職種

行政サービスとして，市町村では保健センターにおいて母子保健事業が行われています．この事業は主に保健師が担当していますが，新生児訪問や乳幼児健診等を通じて医療的ケア児の情報も把握されます．しかし，医療的ケア児が健診や予防接種などの母子保健サービスを受けていない場合は，行政では情報を把握できず，支援が進まない場合もあります．

このため，市町村においては，関連分野からの支援を調整するコーディネーターとして養成された相談支援専門員等の配置を促進することが必要になります．

国では，日中一時支援および障害児通所支援事業所等における受け入れを支援するため，「医療的ケア児等コーディネーター養成研修等事業」や「医療的ケア児支援促進モデル事業」を実施しています[3]．平成30（2018）年8月1日現在で，医療的ケア児等コーディネーターを配置している市町村は202で，配置割合は12%となっています[3]．また，医療的ケア児等コーディネーター養成研修を受講した相談支援専門員を配置している市町村は176で，配置割合は10%となっています．令和元（2019）年度からは，これらの事業を統合した「医療的ケア児等総合支援事業」を新たに創設して，取り組みを促進していくことが示されていますので，今後，市町村でのサポート体制が整備されていくことが期待されます．

さらに，国では医療的ケア児が全国どこでも必要な医療を受けられるように，かかりつけの病院以外でも症状や診療記録を共有するための「医療的ケア児等医療情報共有システムMEIS（メイス）」[5]の構築を進めており，令和2（2020）年度にサービスを開始する予定です．このシステムにより，もし医療的ケア児が外出先で救急搬送された場合でも，救急隊員や搬送先の医療機関がスマートフォンやパソコンなどで必要な情報を閲覧できるようになります．

1）厚生労働省障害者政策総合研究「医療的ケア児に関する実態調査と医療・福祉・保健・教育等の連携促進に関する研究（研究協力員奈倉道明，研究代表者田村正徳），平成29 年度研究報告書．
2）障害福祉サービス等及び障害児通所支援等の円滑な実施を確保するための基本的な指針（平成十八年厚生労働省告示第三百九十五号）【最終改正 平成二十九年厚生労働省告示第百十六号】．
https://www.mhlw.go.jp/file/06-Seisakujouhou-12200000-Shakaiengokyokushougaihokenfukushibu/PDF_32.pdf
3）厚生労働省．平成30年度医療的ケア児の地域支援体制構築に係る担当者合同会議
https://www.mhlw.go.jp/content/12200000/000365179.pdf
4）文部科学省．学校における医療的ケアの今後の対応について（通知）．
http://www.mext.go.jp/a_menu/shotou/tokubetu/material/1414596.htm
5）厚生労働省．ICTを活用した医療的ケア児等の医療情報等の共有について（MEIS）．
https://www.mhlw.go.jp/content/000476471.pdf

在宅療養を支える社会福祉・医療環境

❷ 療育の立場から

社会福祉法人　日本心身障害児協会島田療育センター　医務部歯科診療科
稲田　穣

1 「療育」という言葉

日本の周産期死亡率は出生千人あたり3.6人（2016年，**図1**）であり，諸外国と比較しても最も安全なレベルの医療を提供しているといえますが，その一方で未熟児・超未熟児の数は増加しています．これらの子どもたちはなんらかの障害を持ち，「療育」の対象となり，最終的には本書が対象とする在宅重症児となることが多く，療育病院を利用していることが少なくありません．

「療育」という言葉は，療育の父とよばれる高木憲次（たかぎけんじ）先生（1889～1963）が，「肢体不自由児に対して自活を促すように育成する事」と唱えたのが始まりとされ，その後，高松鶴吉（たかまつつるきち）先生（1930～2014）によって「現代のあらゆる科学と文明を駆使して，障害等を持った子どもの自由度を拡大しようとするもので，それは優れた『子育て』でなければならない」という概念になってきまし

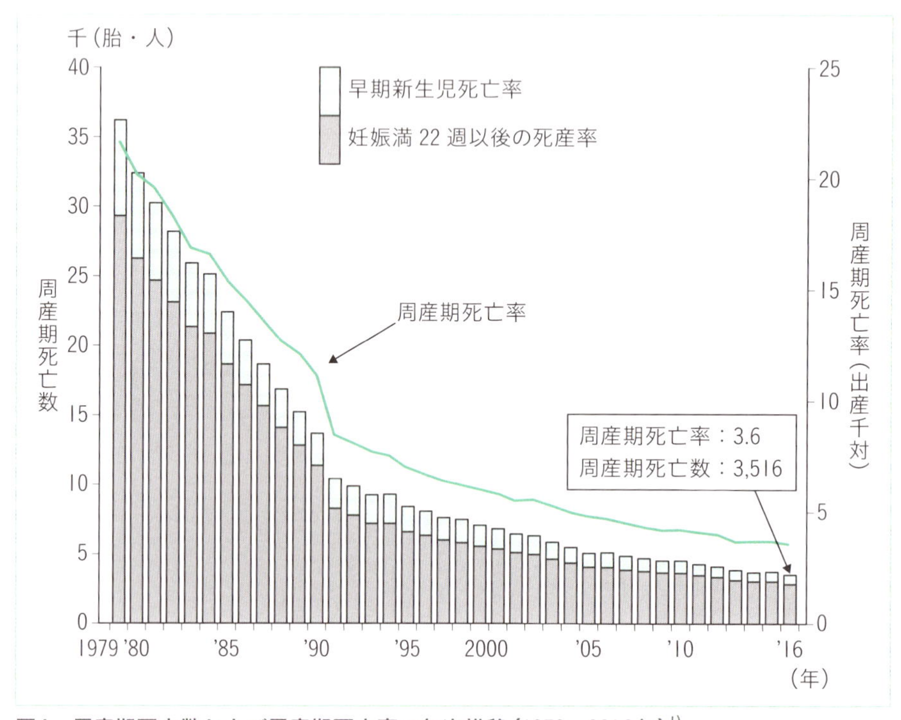

図1　周産期死亡数および周産期死亡率の年次推移（1979～2016年）[1)]

た．現代の「療育」は，その明確な規定はないものの，「従前の高木・高松両先生の考えを基盤として，障害等をもった子どもに対してすべての医療サービス，教育制度等を用いて無理なく生活できるよう支援していくこと」，といって間違いないでしょう．

2 療育病院と在宅医療

1 療育病院の医療

従前の考えに基づき，療育を掲げる施設は，身体的・心身的障害を有している児に対しての医療・生活支援などを行っています．法的な枠組みでいうとこれらの事業所は，「施設」と「病院」に分かれますが，双方は互いに連携し運営され，「病院であり，施設でもある」いわゆる療育病院も多く運営されています．

療育病院では，小児科，特に脳性麻痺・てんかん等を専門とする小児神経科や，肢体の運動面を診る整形・リハビリテーション科を主軸に診療が行われ，同時にほとんどの病院で理学療法士(PT)，作業療法士(OT)，言語聴覚士(ST)なども配置され，リハビリテーションサービスを提供しています．近年では，利用者の高齢化，疾患の多様化から，内科・外科医などを配置し，また自閉症や注意欠陥・多動性障害等を対象とした児童精神科を標榜する病院も増加しています．

入所サービスは，一般の病院の入院医療とは異なり，法規上，医療型障害児入所施設・療養型生活支援施設等となることが多く，あくまで「生活の場」となります．「生活の場」でもあるため，医療サービス以外にさまざまなレクリエーションなどの生活サービスを提供しています(**表1**)．

2 在宅医療と療育病院

療育病院は在宅医療と密接に関係する場合が多く，在宅医療のための医師の派遣，リハビリテーションなどを提供している病院も少なくありません．また，在宅支援病院としての機能も有しています．すなわち療育病院では，小児急性期病院等の新生児集中治療室(neonatal intensive care unit：NICU)等から在宅への移行支援や，移行後の医療圏の確立(さまざまな専門病院への紹介・コーディネート)，家族への医療的ケア指導や物品供給，家庭環境の相談などを行っています．

また，既存の施設を利用して日中デイケアサービス，短期入所等を行う病院施設も増えてきました．これらの事業は，患者家族の介護負担の軽減にも繋がる重要な部分といえます．

表1　療育病院が提供する主なサービス

入所施設	長期入所，短期入所，医療入所
外来診療	小児科，小児神経科，児童精神科，整形外科，リハビリテーション科，歯科など
リハビリ訓練	理学療法，作業療法，言語聴覚療法，心理相談
通所施設	デイサービス(青年部[生活介護]と幼児部[児童発達支援])，放課後デイサービスなど
在宅支援	訪問診療，訪問看護，訪問リハビリテーション
その他	計画相談，保育所等訪問支援

1)厚生労働省政策統括官(統計・情報政策担当)．平成30年　我が国の人口動態　平成28年までの動向．29頁．

3 医療的ケアを理解する

国立研究開発法人　国立成育医療研究センター
医療連携・患者支援センター　在宅医療支援室
総合診療部　在宅診療科
中村知夫

1 医療的ケアと医療的ケア児

日常生活を営むうえで必要な医療的な生活支援行為は，「治療行為としての医療行為」とは区別して「医療的ケア」と呼ばれています（**図1**）[1]．医療的ケアの具体的な行為を，**表1**に示します．これらの医療的ケアの内容に関しては，今後，医学の進歩により変わってゆくことが予想されます．

医療的ケア児とは，「さまざまな障害のために，これらの医療的ケアを受けながら日々の生活を送っている子ども」と定義されますが，その病気・病態は一様ではありません．**図2**，**図3**に医療的ケア児および医療的ケアを必要としている子どものカテゴリーを示します．医療ケア児における障害としては知的障害や肢体不自由があることが多いのですが，高度な知的障害や運動機能障害を持った重症心身障害児だけでなく，障害の程度は一様ではありません．「医療的ケアを受けている障害を持った子ども」の定義として，超重症児・準超重症児がありますが，これらの子

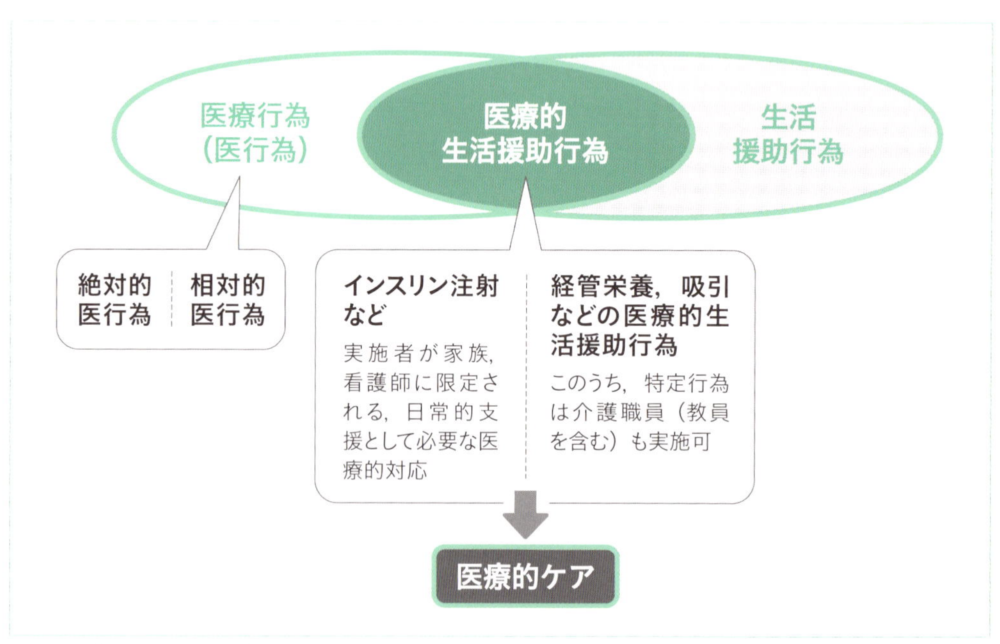

図1　医療的ケアの定義[1]

表1　医療的ケアの内容

呼吸に関する医療的ケア	喀痰吸引（鼻腔内，口腔内，気管内） エアウェイ 酸素療法 気管切開 人工呼吸（非侵襲的人工呼吸，侵襲的人工呼吸） 持続陽圧呼吸（CPAP）
栄養に関する医療的ケア	経管栄養（経鼻胃管，胃瘻，腸瘻） 中心静脈（IVH）
内分泌等に関する医療的ケア	血糖測定 自己注射
排尿・排便に関する医療的ケア	人工肛門 自己導尿 腹膜透析

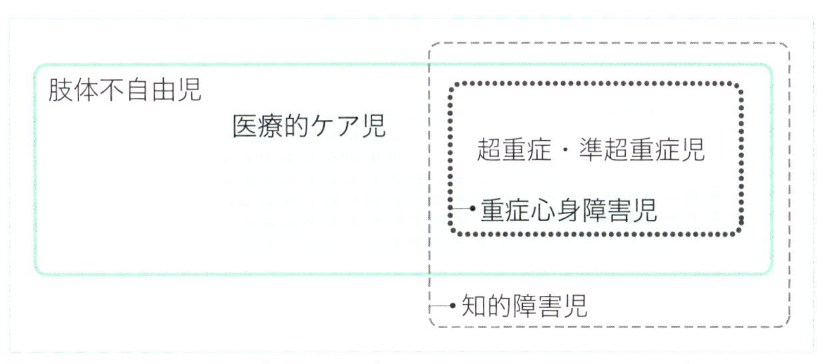

図2　医療的ケア児，医療的ケアを必要としている子どものカテゴリー

どもたちは運動機能が座位までの高度の運動機能障害を持っていることが前提となっています．ところが，医療の進歩により，高度の医療的ケアが必要ではあるが超重症児・準超重症児の定義に入らない運動機能障害や，知的障害の軽度な子どもたちが急速に増加してきており，これらの子どもたちも含めた日常生活を営むうえで医療的ケアが必要な子どもと家族を社会で支援する仕組み作りが求められているといえます．

2　医療的ケア児に必要な療養環境とは（CMCの概念から）

北米では1998年ごろより，「(1) 慢性疾患を持った脆弱な児で，(2) さまざまな機能的障害を持ち，(3) 濃厚な医療支援を必要とし，(4) 子どもとその家族の生活に対して医学，精神，生活などの点から総合的な地域での支援が必要な子ども」をChildren With Medical Complexity（以下，CMC）と定義しており[2]，これまで述べてきた医療的ケア児と多くの点で合致します（**図4**）．CMCは子ども全体に占める割合は少ないものの，救急受診や入院等の医療介入が頻回に必要で長期入院になることも多く，子どもの医療経済に与える影響が大きいことが問題となっています[3]．これらの子どもたちにはこれまでとは異なった医療支援システムが必要で[4]，専門的治療を含めた総合的な小児の在宅ケアの提供は，緊急部門受診と入院頻度およびコストの低減に結び付くことが示されています[5]．

●**重症児スコア**

以下の各項目に規定する状態が6カ月以上継続する場合[※1]に，それぞれのスコアを合算する．

1. 運動機能：座位まで
2. 判定スコア

	点数		点数
レスピレーター管理[※2]	10	経管（経鼻・胃ろう含む）[※3]	5
気管内挿管，気管切開	8	腸ろう・腸管栄養[※3]	8
鼻咽頭エアウェイ	5	持続注入ポンプ使用（腸ろう・腸管栄養時）	3
O_2 吸入または $SpO_2$90%以下の状態が10%以上	5	手術・服薬にても改善しない過緊張で，発汗による更衣と姿勢修正を3回/日以上	3
1回/時間以上の頻回の吸引	8	継続する透析（腹膜灌流を含む）	10
6回/日以上の頻回の吸引	3	定期導尿（3回/日以上）[※4]	5
ネブライザー6回/日以上または継続使用	3	人工肛門	5
IVH	10	体位交換6回/日以上	3

〈判定〉1の運動機能が座位までであり，かつ，2の判定スコアの合計が25点以上の場合を超重症児（者），10点以上25点未満である場合を準超重症児（者）とする

※1 新生児集中治療室を退室した児であって当該治療室での状態が引き続き継続する児については，当該状態が1カ月以上継続する場合とする．ただし，新生児集中治療室を退室した後の症状増悪，または新たな疾患の発生についてはその後の状態が6カ月以上継続する場合とする

※2 毎日行う機械的気道加圧を要するカフマシン・NIPPV・CPAPなどは，レスピレーター管理に含む

※3 は経口摂取，経管，腸ろう・腸管栄養のいずれかを選択

※4 人工膀胱を含む

●**大島の分類**

					IQ
					80
21	22	23	24	25	70
20	13	14	15	16	50
19	12	7	8	9	35
18	11	6	3	4	20
17	10	5	2	1	
走る	歩く	歩行障害	座る	寝たきり	

・1〜4群：重症心身障害児（重症児）
・5〜9群：周辺重症児
・5, 6, 10, 11, 17, 18群など：動く重症児
・5群以上で重症児施設に入所する障害児：社会的重症児

狭義の「重症心身障害児（者）」＝1，2，3，4

図3　超重症・準超重症児（者）の判定基準，重症心身障害児（者）の定義

慢性疾患を持った脆弱な児の状態に対しては，かかりつけ医，在宅医，訪問看護師，歯科，薬局などを中心とした医療支援により平素の健康状態を維持することに加え，病状の急速な悪化に備えて緊急時の入院先を確保しておく必要があります．さまざまな機能的障害を持つ児の状態に対しては，通園，通所，訪問リハビリ，訪問歯科などを中心とした機能支援に加え，機能障害を補ううえで必要なさまざまなデバイスに対する医療的ケアの医療支援も同時に必要となります．濃厚な医療支援を必要な児の状態に対してはこれまで述べた医療支援に加え，医療機関間の連携，短期入所先の確保も必要です．さらには，子どもとその兄弟を含む家族の生活に対する総合

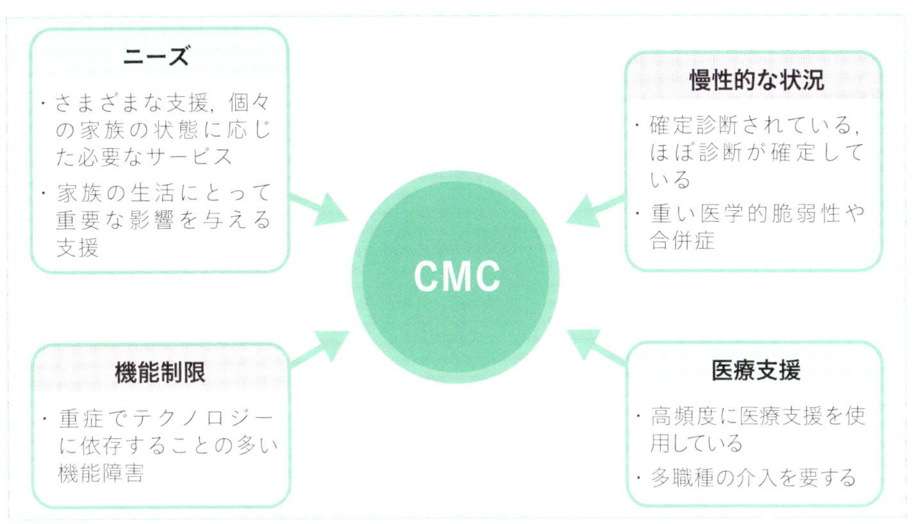

図4　Children With Medical Complexity（CMC）の定義

的な地域での生活支援に関しては，医療，障害・福祉だけでなく，保育，教育，就労，終（つい）の棲家などの子どもの発達に寄り添った支援を，行政も含めた多職種連携で行う必要があります．

生活支援に関しては，地域の相談窓口の一本化と，患者家族の相談を受けて幅広い知識と地域の資源をつくることのできる力を持った相談支援専門員の存在が重要です[6,7]．

3　医療的ケアが必要な疾患・病態の理解

経管栄養，気管切開，人工呼吸等が必要な子どものうち，約9割がNICU/ICU（PICU含む）の入院経験があり，NICU等からの退院後であっても6割以上が吸引や経管栄養を必要としており，約2割が人工呼吸管理を必要とするなど特に高度な医療を必要としていると報告されています[8]．NICUに入院する新生児の疾患としては，超低出生体重児などの未熟性に基づくもの，新生児仮死，感染症，低血糖などの出生時期を含めた周産期の問題，さらにダウン症などの染色体異常や，神経筋疾患などのなんらかの遺伝性疾患が多いようです．ICU（PICU含む）に入院する小児の疾患としては，事故，虐待，脳炎/脳症，さまざまな遺伝性疾患などの中枢機能を中心とした多臓器の機能不全をきたすものが多数です．さらに，遺伝診断の進歩もあり，先進国の小児入院患者の33％以上が遺伝性疾患であるとの報告もあります．これらの子どもたちは，医療の進歩により急性期では救命できたものの，その後の日常生活を営むうえで複数の医療的な生活支援行為を必要としていることも少なくありません．

医療的ケアは，生命・健康の維持や，日常生活を営むうえで不十分な機能を補うために行われており，医療的ケア児の診察，ケアについてもすでにさまざまな書籍が出版されています[9]．医療的ケア児に対しては，医療的ケアそのものに目が奪われがちですが，最も重要なことは医療的ケアが行われている背景の疾患・病態を理解することにあります．

たとえば，医療的ケアとして経管栄養の子どもでは，摂食・嚥下の6段階のうちのどの段階に問題があるか，原疾患との関係はなにか，他の合併する症状との関係はないか，年齢，成長・発達によって改善するか低下するかなどを考えて，子どもの全体像を把握することが重要です．

4 おわりに

歯科医療従事者は医療的ケア児だけでなく，兄弟や保護者を含めた家族全体の口腔ケアを通して，多職種連携の一員として家族全体の生活に関わることができます．こうした長所を活用して，医療的ケア児に対して多くの歯科医療従事者の方々の参加をお願いしたいところです．

1) 北住映二．"医療的ケア"の再定義．小児看護．2018；41(5)：522–529.
2) Cohen E, Kuo DZ, Agrawal R, et al. Children With Medical Complexity：An Emerging Population for Clinical and Research Initiatives. Pediatrics. 2011；127(3)：529–538.
3) Cohen E, Berry JG, Camacho X, et al. Patterns and costs of health care use of children with medical complexity. Pediatrics. 2012；130(6)：e1463–e1470
4) Coller RJ, Nelson BB, Sklansky DJ, et al. Preventing Hospitalizations in Children With Medical Complexity：A Systematic Review. Pediatrics. 2014；134(6)：e1628–e1647.
5) Mosquera RA, Avritscher EBC, Samuels CL, et al. Effect of an Enhanced Medical Home on Serious Illness and Cost of Care Among High–Risk Children With Chronic Illness A Randomized Clinical Trial. JAMA 2014：312(24)：2640–2648.
6) 平成27年度在宅医療関連講師人材養成事業.小児在宅医療分野 https://www.mhlw.go.jp/file/06-Seisakujouhou-10800000-Iseikyoku/0000195880.pdf
7) 平成29年度在宅医療関連講師人材養成事業.小児在宅医療分野 https://www.mhlw.go.jp/file/06-Seisakujouhou-10800000-Iseikyoku/0000197745.pdf
8) 厚生労働省社会・援護局　障害保健福祉部障害福祉課　障害児・発達障害者支援室．医療的ケア児について．平成28年3月16日 https://www.mhlw.go.jp/content/12200000/000365983.pdf
9) 北住映二，口分田政夫，西藤武美．重症心身障害児・者診療・看護ケア実践マニュアル.診断と治療社.2015.

ご家族への支援

とよた歯科医院(福岡県)
武田康男

在宅重症児の自宅を訪問するとき，家族は医療になにを求め，医療は家族のなにを支援することができるのか．この問いに答えるためには，子どもと家族とが置かれている状況を理解することから始めなければなりません．

私たち医療者は，彼らが置かれている状況をどのくらい理解しているでしょうか．自分の持っている歯科医療の知識と技術を一方的に与えるという姿勢ではなく，在宅患者のおかれている状況を理解し，そのうえで自分の役割を再考することは，在宅における歯科医療の役割をより深く理解することになります．それは医療の質を深め，家族の課題に関わる契機ともなります．その結果，歯科医療は旧来の歯科医療を実施するだけではなく，子ども・家族との新たな関わりを生み出す可能性も有するのです．

1 在宅重症児と家族の置かれている状況

在宅重症児は，人生をどこから始めるのでしょうか．その多くは誕生とともに重い病のために新生児集中治療室(NICU)で，高度医療に支えられて自分の人生を始めます．NICUにはさまざまな医療的支えを必要とする子どもがいます．たとえば，早産や染色体異常，周産期の問題で呼吸器管理が必要な子ども，口腔機能の問題で経管栄養を必要とする子どもたちです．

こうした子どもはNICUで生命を医療に支えられながら退院を待ちます．家庭生活を送るための条件が整えば，在宅に関わる医療的支援のもとで生活の場を家庭に移します．しかし，NICUで医療中心の支援から，家庭で家族が中心となる生活への激変は，当然家族の孤独と不安を増すことになります．退院前にどのような家族支援がなされたか．この段階の支援が不十分であれば，退院後に家族のなかでの問題を増幅させ，愛情あふれる子育ての意欲を削ぐことにもなりかねません[1]．つまり，子どもの出生から家庭に帰るまでの間に家族に起こった問題の根本を理解する必要があるのです．

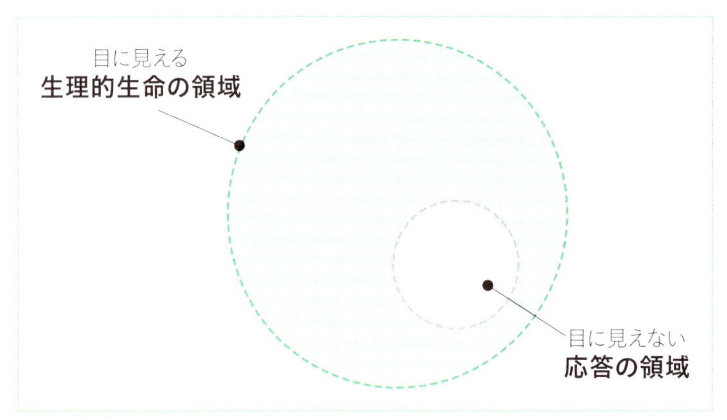

図1　いのちは複眼である

2　いのちを理解する

いのちとはなんでしょうか．私の理解では，いのちは複眼です[2]．マザーテレサの『いのちの賛歌』[3]は，いのちの本質が多様性であること，そこには必ず応答の関係が生まれることを教えています．それを医療の状況に置き換えると，いのちは複眼であると捉えることができます．**図1**にそれを示しました．目に見える「生理的生命の領域」と目に見えない「応答の領域」の複合体がいのちです．そして，いのちの誕生には喜び，祝福，希望が伴うのです．

3　家族の問題の根本

子どもに重篤な医療的問題がある時，いのちの誕生の状況は一変します．家族にとって複眼的ないのちのうち，「生理的生命の領域」だけが問題となります．そこから生まれるものは子どもの病，障害，死です．

しかし，それだけではありません．子どもが医療に支えられる存在となり，本来子どもを支えるはずの親は全くの無力のなかに放り出されるのです．それは親の死を意味します．これが親のグリーフ（grief）の根本です[4]（**図2**）．

4　支援とはなにか

家族支援とは複眼的ないのちの理解のもとで，家族のグリーフに対して，歯科医療として関わることです．医療は，複眼的ないのちに対して複眼的な関わりを行うことが求められます．しかし，NICUにおける高度医療は生理的生命の領域に対する治療は引き受けますが，家族のグリーフに対する支援は不十分であるといわざるを得ません[1]．**図3**は新生児の口腔ケアの意義をまとめたものです[5]．口腔ケアは歯科医療が考える以上に多様性に満ちています．しかしNICUで行

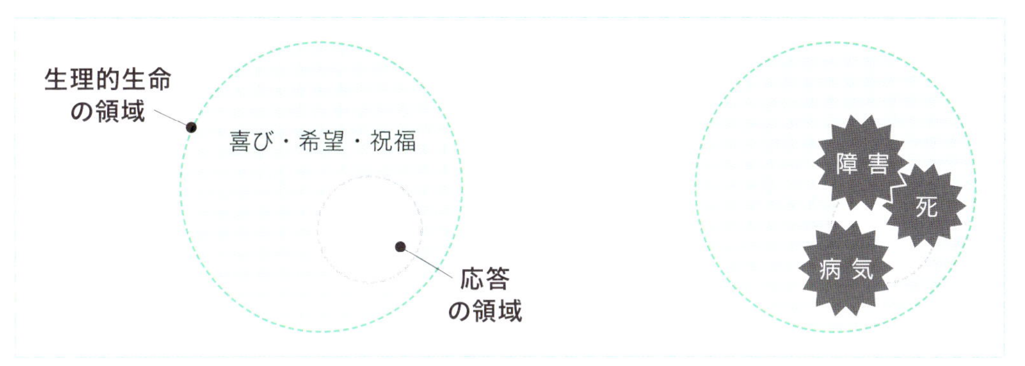

図2　障害に対する怖れと不安は，目に見えないいのちを覆う
母児の応答の領域が消えるとき，喜びも希望も，祝福も消える．残された目に見える生理的生命の領域の問題が全てのこととしてクローズアップされる．親の心を占めるものは，子どもの病気，障害，死のこととなる

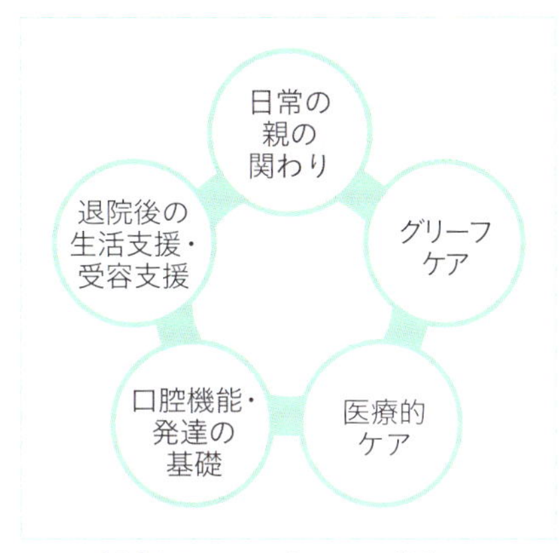

図3　新生児への口腔ケアの様相

われる口腔ケアは十分ではありません[6]．家庭へ移行する子どもと家族に対する不十分な準備のために，在宅での支援が重要となります．家族支援を通して，本来の複眼的な医療を行うことが，小児在宅歯科医療の中心的課題なのです．

5　支援の実際

　では，それを実現する歯科医療とはどのような医療でしょうか．いのちの支援をする医療はいのちの生理的領域と応答の領域の双方を大切にする複眼的な医療ということができます．特に応答の領域を大切にするケアを療育的ケアといいます[7]．療育的ケアとは〈重症児を授かった家族の心の揺れに共感し，いのちへの敬意と感性とを持って口腔のケア，食事の共有やコミュニケーション支援などを行いこどもと家族の人格的関係の成長に関わること〉[8]と定義しますが，親と子どもの関係を育てることが目的です．

　具体的には，〈to do〉と〈to be〉の双方を家族支援として行うことです．それはいのちが複眼であることからくる，必然的な結論です．生理的な生命の領域においては，〈to do：何をなすか〉として歯科医療の専門的知識や技術を実施します．NICU 退院後の子どもと家族が，必要な技術を学ぶことが重要です．同時にさまざまな生命の課題を担う家族に対して，〈to be：どのよ

●祝福と共感を持って
これからの歩みをともにすることを表明する
●事実を伝えて
問題の理解を共有する（心静かに事実を語る）
●希望（解決の道筋）をともに抱く
希望を分かち合う深さをともに耕す
●思いに寄り添い
時を共有する（定期的な往診・受診の意義）
喜びや悲しみを共有する（感情の表出をやり取りする関係）
不安と希望を共有する（不安とともにあることから逃げない）
●成長変化を見つめ
子どもと家族の豊かさを喜ぶ（内面性が求められる）
●親と子どもの問いかけに
応え続けて歩む（心の低さが求められる）
●価値観を大切に受け止め
子どもと家族が担い通す終わりを見据える（人格的関係を育てる）

図4 〈to be〉の視点とは

うな存在として関わるか〉の視点から，家族の課題に関わる姿勢が求められます．いのちが複眼で，二つの領域が切り離せないように，〈to do〉と〈to be〉とは切り離せません．〈to be〉は〈to do〉を支え，〈to be〉は〈to do〉を深める関わりなのです．家族支援で重要な〈to be〉とは何か，要件を**図4**に示します．

6 〈to be〉を理解する症例

ある家族の例を通して，このことを理解していただきます．

「Kちゃんは3歳です．18トリソミー症候群という重い染色体異常があり，NICUを退院して自宅に帰りました．先天性心疾患があり，肺高血圧症のために人工呼吸器は外せないままです．NICU入院中に喉頭気管分離手術を受けました．しかし，心疾患は手術しないまま退院しました．その間，お母さんはKちゃんの生命を守り，お医者さんと一緒になって頑張ってきました．退院したいという思いでNICUを過ごし，無事に退院しましたが，口腔ケアに関しては適切な歯磨きも歯ブラシの選択もなく，スポンジブラシによる口腔ケアの指導もおざなりでした．医者からは，分離術をしたからなんでも食べてよいと説明を受けました．でも，食事を始める前の感覚刺激の指導もないままでした．やっとKちゃんと家に帰れると思った両親でしたが，いざ家に帰り看護師の説明通りにやってもKちゃんは歯磨きもスポンジのケアも拒否します．食事をやろうとしても嫌がります．家族で仲良く生きていくことの難しさを嫌というほど，経験します．

そのような時に，お母さんの依頼で訪問を始めました．まずは，Kちゃんと出会い，声をかけ，心を開いてくれる関わりから始めました．歯ブラシもスポンジも口に合うものを選び，方法も丁寧に教えました．口腔ケアを始めて，すぐに口を開けた時，お母さんは感動しました．

この時期のお母さんの心情は，「一生懸命退院することだけを考えて戦ってきたのに，いざ家に帰ると親として何もできない．Kちゃんと毎日のことがうまくできない．生命の危機をいつも抱えながら，これからなにをしたらよいのかわからない」という言葉に表されていました．励ましと学びとでお母さんとKちゃんは口腔ケアができるようになり，拒否していた食事も，食事の場面を共有する工夫をし，美味しい味を味わう経験を続けることで，好きなものを味わってくれるようになりました．今，お母さんの思いは，「日常の生活の中で，当たり前に母親として関われる今が幸せです」という言葉に表されています．

お母さんの心のなかの課題に向き合うとき，〈to do〉が全く貧しい状況であったことがわかります．

7 おわりに

家族支援とは，特殊な専門的なことではありません．家族の立場に立ち，私たちが可能な歯科医療をもって家族のさまざまな課題に真摯に関わっていくことです．そのとき，家族と私たちとの間にも人格的関係が芽生えてきます．最終的な解決は家族自身がされます．そしてそのことをしっかり傍（かたわら）で支えて歩むことが，医療者の支援の役割として求められています．

1）武田康男．NICUから自宅への移行期における口腔ケアの課題．小児看護．2018；41（6）：83-90．
2）武田康男．ターミナルケアとグリーフケア．染色体異常の包括的ケア．小児科診療．2004；67（2）：248-253．
3）石川康輔編訳．こころの輝き マザー・テレサの祈り．ドン・ボスコ社．34-35．2002．
4）武田康男．いのちと歩く．小児歯科臨床．2017；22（9）：35-42．
5）武田康男．新生児の口腔ケアの意義．小児歯科臨床2016；21（7）：6-9．
6）武田康男．新生児集中治療室（NICU）における口腔ケアの現状と課題―アンケート調査をもとにした検討―．小児歯誌2016；54（2）：208．
7）武田康男．重症児の療育的ケア．小児歯科臨床．2004；9：75-87．

COLUMN

重症児(者)への歯科訪問診療はどこまで受けるのか

東京都立小児総合医療センター　小児歯科
小方清和

小児在宅歯科医療について,「歯科訪問診療の依頼があった場合, どのような疾患について, 依頼を受けてよいのでしょうか?」という質問をいただくことがあります. そうした場合,「重症児(者)への歯科訪問診療が困難な症例はありません」とお答えします. なぜかというと, 患児が病院を退院して在宅へ移行したということは, 全身状態が落ち着いていることを意味しているからです.

そうはいっても, 重症児(者)の基礎疾患については, 初めて耳にする疾患であったり, 複雑で稀な疾患であったりすることがとても多いのも事実です. たとえば, 在宅重症児を3名受け持つこととなったとすると, その3名の基礎疾患名はそれぞれ異なっているということは珍しくなく, 担当の医師でないとその疾患の詳細はわからないということも多いのです(p.21, 表1参照).「疾患の本質がわからないのに小児在宅歯科医療を引き受けてよいものだろうか」と, きっと悩まれると思います.

しかし, 小児在宅歯科医療においては, 基礎疾患よりも合併する疾患として呼吸器疾患(呼吸器管理), てんかん, 精神障害, 摂食嚥下障害などに対し, 歯科的な対応ができることが大切になります. 以下に訪問時にチェックする項目をあげます.

チェックする項目をみると難しそうに思えますが, われわれ歯科が呼吸や循環, 栄養を管理するわけではありません. 呼吸・循環・栄養が普段の生活のなかで, どういう状態(データ)で安定しているのかを知り, 安定した全身状態を保ちながら, 小児在宅歯科医療を実践するということが大切です.

項目			
1. 呼吸			
▶呼吸器管理	□ あり	□ なし	
▶日常の酸素飽和度(SpO_2値)			
・単純気管切開			
・喉頭気管分離			
2. 循環			
▶心疾患	□ あり	□ なし	
▶易感染性	□ あり	□ なし	
3. 消化器, 栄養			
▶経口摂取	□ あり	□ なし	
▶栄養方法	□ 経管栄養	□ 胃ろう	□ 腸ろう
▶栄養の内容			
4. 骨格, 姿勢			
▶易骨折性	□ あり	□ なし	
▶安定した姿勢			

もう一度言います. 患児が病院を退院して在宅へ移行したということは, 全身状態が安定していることを意味しています. 今の安定した状態を保ったまま在宅歯科医療を行えば, 安心して在宅重症児を受け持つことができるようになるのです. もちろん, あらためて患児の基礎疾患を調べてみると, その疾患が呼吸や循環器, 消化器にどのように影響しているのかもわかるでしょう(ただし単純ではありません. いろいろな要素が重なりあっています).

重症児(者)の在宅における療育期間は長期にわたることが多く, 関わり続ける間に病院では見られなかった成長・発達を体験することがあると思います. その変化に応じて, 歯科医療者が口腔支援の見直しを必要としたときに, 小児在宅歯科医療のやりがいを感じることでしょう. 口腔内のケアを行った結果として, 基礎疾患の改善の手助けとなることも少なくないのです.

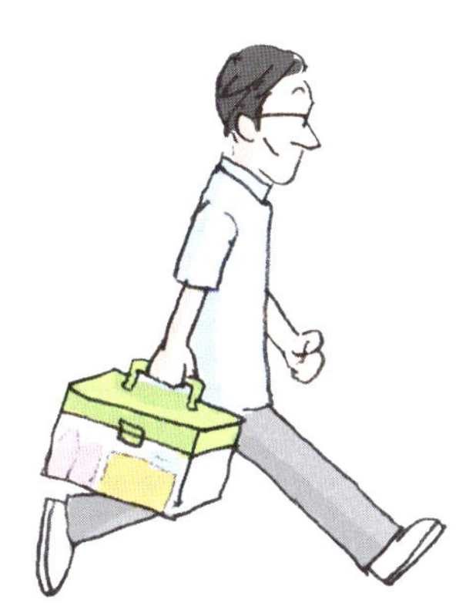

第2章

訪問までの手順と訪問してからの連携

1 患者と出会うには―地域との連携

横山歯科医院（東京都）
横山雄士

1 小児の歯科訪問診療はどこから依頼があるのか？

近年，小児在宅歯科医療の重要性を指摘されていますが，そもそも，子どもの歯科訪問診療について，どこから，どのような形で依頼が来るのかを知る必要があります．そこで本稿では，当院が医療的ケア児についての訪問診療を開始した2010年から2018年8月末までの患者調査（41名）などを示し，患者との出会い方と，そのための地域連携の取り方について説明していきたいと思います（**図1**）．

2 小児在宅歯科医療に至ったきっかけとその後のつながり

小児在宅歯科医療に取り組む前，当院では通常の外来診療と高齢者の歯科訪問診療が診療体制の中心でした．そうした状況のなか，医療的ケア児への訪問のきっかけとして，2010年に地域の保健所から「先天性ミオパチーの4歳男児の双子，人工呼吸器装着・経管栄養で寝たきりの医療的ケア児に対する口腔ケア」について相談を受けたことです．その時に連携した小児科医師や訪問看護師から患者の紹介が続き，現在に至っています（**図2**，後述）．

1 小児科医師からの依頼

最初に連携した小児科医師は，当初「歯科医師が在宅で何ができるのか」と疑問があったそうです．しかし連携していくうちに，口腔ケアにより患者さんの表情の変化があったことや，お楽しみ程度であっても食べる支援が可能になったことなどから，その後も当院への依頼につながっているとのことです．

2 訪問看護師からの依頼

訪問看護については，利用者に対して1，2カ所の事業所（**図3**）が関わります（市町村によっては特例もあり）．医療的ケア児を担当している訪問看護事業所は当院の地域内でも限られているため，1人を担当している事業所が他の医療的ケア児を担当することも多いようです．そのた

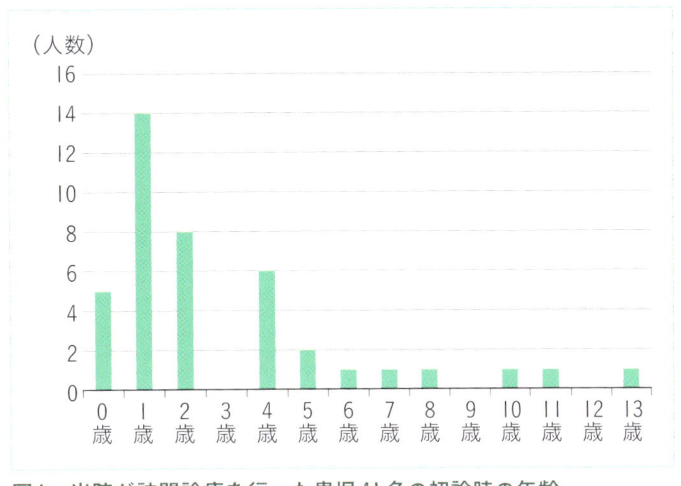

図1　当院が訪問診療を行った患児41名の初診時の年齢

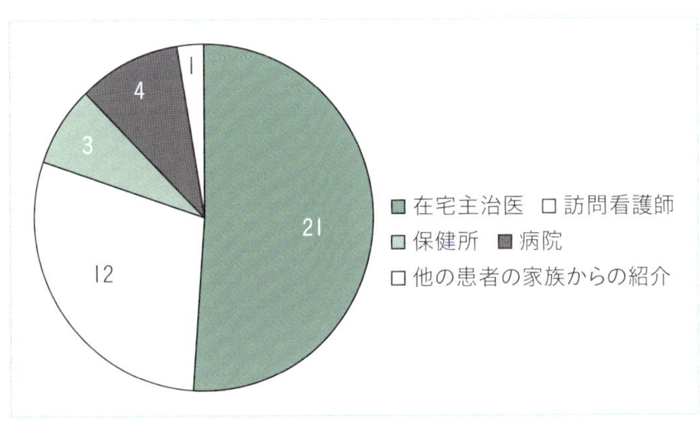

図2　当院が訪問歯科診療を行った患者の紹介元

	月	火	水	木	金
午前	**8：30〜9：30** ○○看護ケア **10：00〜13：00** おひさま愛育園通園	**8：30〜9：30** ○○看護ケア **10：00〜13：00** おひさま愛育園通園	**9：00〜12：30** 在宅支援□□	**8：30〜9：30** ○○看護ケア **10：00〜13：00** おひさま愛育園通園	
午後	**13：00〜15：00** ○○看護ケア	**13：00〜15：00** ○○看護ケア	(1・3週) **12：30〜14：30** △△訪問看護 (2・4週) **13：00〜** ○○病院 OT	**14：00〜16：00** △△訪問看護	△△訪問看護 **15時〜**：PT **16時〜**：NS

図3　とある重症児者のスケジュールの例
下線を引いた施設名が訪問看護事業所．1人に対して複数の事業所が関わることもある

め，一度訪問看護事業所との関係を築くと，その事業所から「医療的ケア児を訪問してくれる歯科医院」として認識され，他の新規依頼の連絡がくることがあります．

3 ご家族からの紹介

最後に忘れてはいけないのが，医療的ケア児のご家族同士での紹介・口コミです．患者さんのご家族は病院受診時や入院中など，現在の疾患の状況や受けている医療や福祉のサービスなどについて他の家族と相談していることがあります．そうした情報には当然，歯科医療・口腔ケアについても含まれます．そのため，まだ関わっていないご家族・患者さんであっても，情報として小児在宅歯科医療のことを知っている場合があります．そうした情報が元で訪問依頼が入る場合もあります．

現在のところ，医療的ケア児に訪問する歯科診療所数は少ないため，依頼が1カ所の医院に集中する傾向にあります．しかし，今後はもっと需要が増え，1施設だけでは対応が難しくなってくることが予想されます．

そうした際，現在は小児在宅歯科医療を行っていない医院であっても，依頼があった時はぜひ患者さんのところに伺ってほしいと考えています．筆者がこれまで経験してきたように，医師や訪問看護と連携をとっていけば，おのずと依頼は増えていくのではないかと思われます．

3 他職種と連携，情報共有の必要性

在宅診療では多職種連携が重要といわれていますが，歯科医師は多職種との連携を取ることが他の職種に比べ極端に苦手であるという印象があります．歯科診療所にいると他職種と接する時間が少ないのもその理由の1つかもしれないですが，反対に歯科医師が在宅診療に参加していることを他職種が知らない，というケースもあります．

そもそも連携とは「1つの目標・目的のために，一緒に物事を行うこと」なので，目標・目的達成のためには他職種が欲しい情報を提供し，また他職種にも情報を求めることが必要であり，一方通行では意味がありません．また他職種と情報を共有しても，情報が提供元と提供先だけで止まってしまっていることも多々あります．そんな時は情報を必要な職種に直接提供する必要があります．

患者さんの全身状態のことであれば医師や看護師，栄養や食形態は管理栄養士，ハビリテーテーションであればセラピスト（理学療法士・作業療法士・言語聴覚士），日々のケアはヘルパーなどが担います．そして，小児ならではの連携先として学校教諭なども情報共有する必要があります．

ところで，要介護高齢者の在宅ケアにおいてはケアマネジャーが多職種連携の中心となることが多いようです．ところが，在宅重症児においてはそのような職種はないため，各職種の訪問の調整，病院や行政とのやりとりなどは家族が中心となって行うことになり，その負担はとても大きなものです．

4 情報共有の手段とICTの活用

いまのところ多職種との連携で一般的なものは，普段家に置いてある「連絡ノート」や「電話・FAX」といったところだと思います．しかし，連絡ノートの場合は費用の面で患者負担は少ないのですが，必要な情報が埋もれてしまうことがあります．さらには患者の家に行かないと見ることができないため，状況の変化に即座に対応できないことがあります．電話の場合は緊急性が高いときに有効ですが，1対1での会話になってしまい，他の職種がその情報を共有することが難しくなります．FAXの場合は同時に情報を共有することは可能ですが，文章の細かいニュアンスを伝えることが難しく，一方通行の発信になってしまいます．そこで最近はICT（information and communication technology）を活用して連携する地域も出てきています．

筆者が現在活用しているICTシステムは，タブレット型PC・スマートホンなどのモバイル端末を利用してクラウド上に情報を書き込み，「必要な時に・必要な情報を・必要な人とだけ」情報共有できるものです（商品名：Medical Care Station，**図3**，本記事末尾参照）．そのため，訪問前や診療所にいるときなど，いつでもどこでも患者さんの情報を確認できるといった利点があります（**図4**）．

患者ごとのグループになっておりコメント，写真，動画を共有できます
グループに登録されていると 携帯タブレットからでも見れます
この画面を見た人などは何かしらのアクションを示します
写真をクリックすると拡大されます
書き込んだ時間が示されます

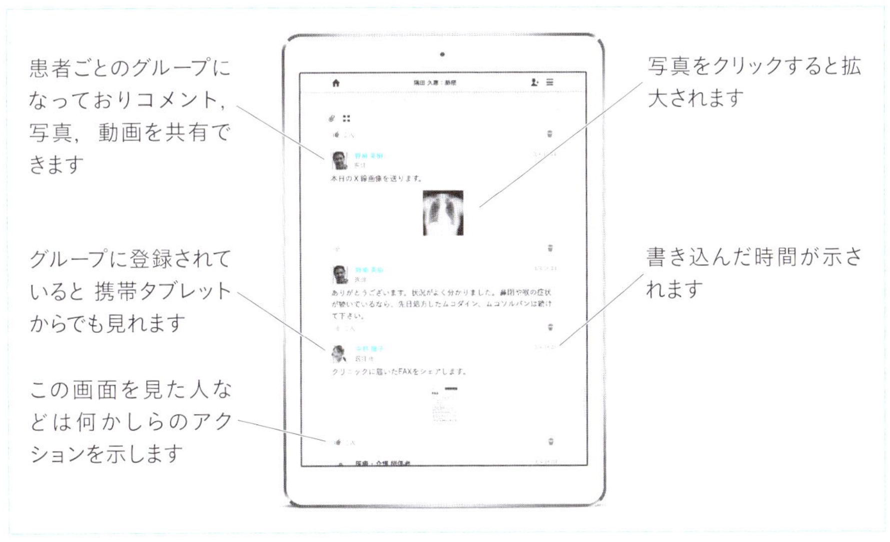

図3　Medical Care Stationの画面イメージ

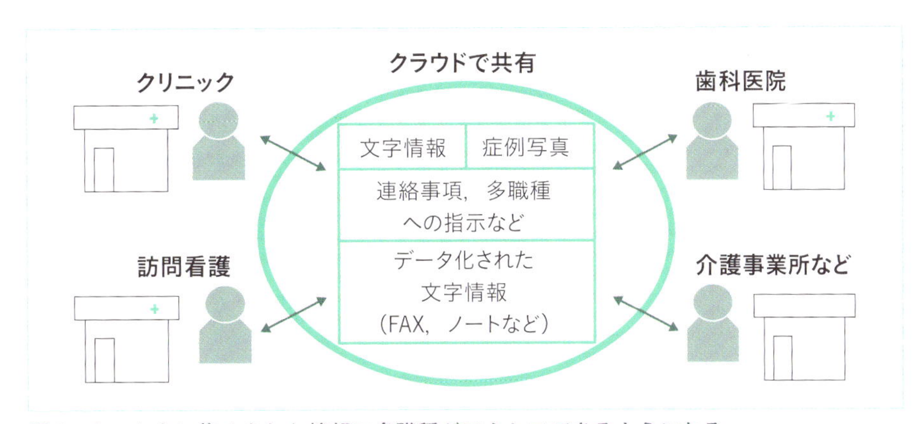

図4　ネット上に集められた情報に多職種がアクセスできるようになる

5 情報共有の先にあるもの

在宅診療では多職種連携はとても重要であるといわれていますが，忘れてはいけないことがあります．それは，情報だけのやり取りでは本当に相手の考えを理解することはできない，ということです．直接会ってみて，他職種が何を思い・動き，そしてできるのかを知ってから本当の連携がはじまり，地域で信頼され，そして新たな依頼がくるのだと考えます（**図5**）．本稿でご紹介した連携の方法が参考になれば幸いです．

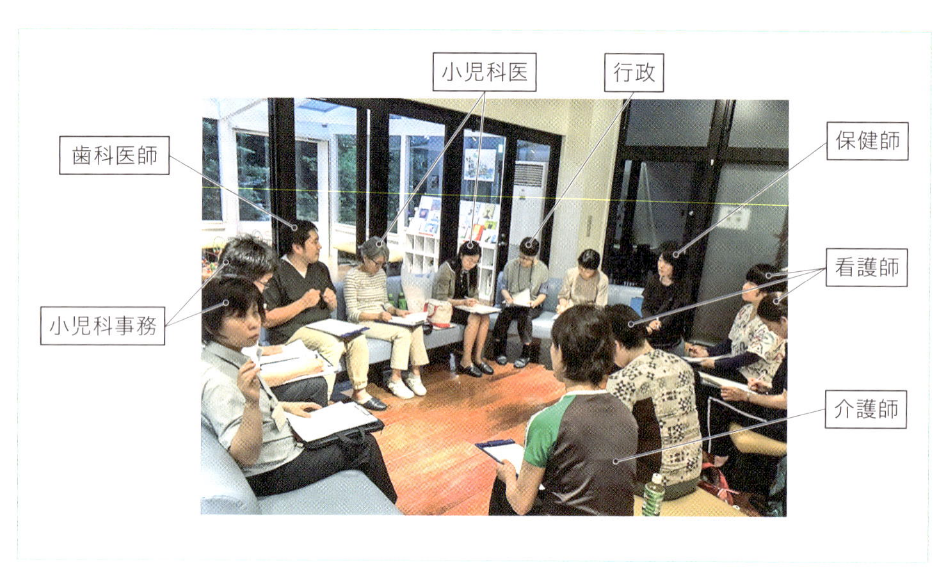

図5　地域チームによるケースカンファレンス
時に，多職種が直接顔を合わせることも必要

6 はじめての小児在宅歯科医療の症例

最後に，筆者が小児在宅歯科医療と関わるきっかけとなった症例をご紹介します．

2010年，前述のように地域の保健所から「先天性ミオパチーの4歳男児の双子の口腔ケア」について，歯科訪問診療の相談がありました．当時は高齢者の訪問診療を行っている歯科診療所も多くなく，小児の訪問診療はまったくイメージもつきませんでしたが，まずはご自宅に行ってみようといったところでした．そこで出会ったのが当時4歳の双子で，二人とも，経管栄養と人工呼吸器が付いていました（**図6**）．実はこの双子兄弟には，6歳で他界した同じ疾患の兄がいたため，両親としては兄より一日でも長生きをしてほしいと願っていました．

部屋のなかには子供たちのケア用品やバギーが並べられ，外出するにも困難な状態なのがすぐにわかりました．経口摂取はお楽しみ程度で数口食べていましたが，口腔ケアは十分ではないのと，前歯が動揺しているなどの問題がありました．

「齲蝕への処置や抜歯等の歯科治療はここでは難しいけど，口腔ケアだけなら何かこの子たち

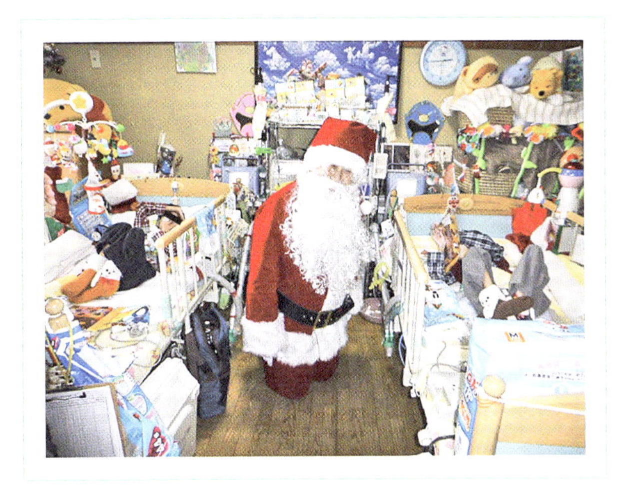

図6　双子の兄弟と，クリスマスの光景

の力になれるのではないか」と思い，当院が小児在宅歯科医療を続けていくことになりました．なお，この双子は現在12歳となり，特別支援学校中等部に通われています．

＊MedicalCareStation (MCS) について

MCSは医療介護関係者専用に開発されたクローズドSNSサービスです．登録は医療介護関係者の方のみで，匿名・偽名では登録できません．氏名・メールアドレス・パスワード・勤務先を設定・登録後に使用できます．操作は比較的簡単で，ネット環境があれば利用できます．

PCの場合：以下のアドレスにアクセスしてください．

https://www.medical-care.net/html/

アンドロイド・iPhoneの場合：「MCS」のアプリをダウンロードしてください．

2 患者を訪問する—事前準備と心構え

岡山歯科医院（東京都）
岡山秀明

1 訪問するために知っておきたい情報とその入手元

小児在宅歯科医療を行う場合，まずはご家族や医師などの他職種を通じて，患児や家族の状況などの情報を収集してから訪問を行います．特に，医師からの診療情報提供書には患児に関わる際に知っておかなければならない重要な情報が記載してあり，訪問前に熟読しておく必要がありますので，可能な限り事前に入手しておいたほうがよいでしょう．

また，患児に関わる訪問小児科医師の他にも，拠点病院の担当医師，歯科医師，訪問看護師，訪問リハ職との連携も必要になりますので，あらかじめ病院名や担当科，医師名などを把握しておきましょう（**図1**）．

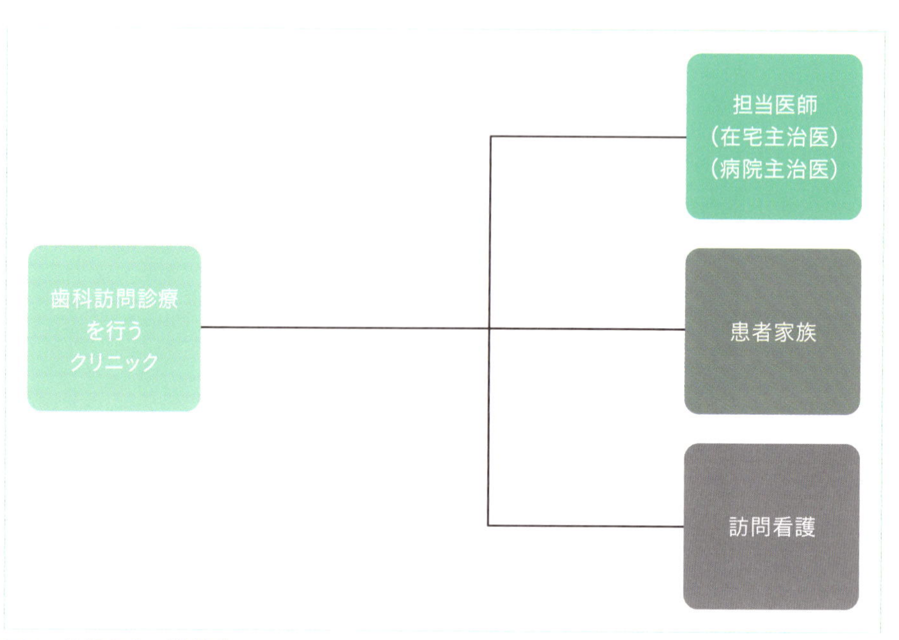

図1　情報収集の連携先

2 問診票の使い方

初回の訪問時には問診票（**図2，3**）をご家族などに記載いただきます．問診票からは今後の訪問時に気を付ける点や，診療時に注意しておきたい点などが読み取れる場合があります．

問診票　（ご家族記入用）　　記入日：平成　年　月　日

記入者氏名＿＿＿＿＿＿＿＿＿＿　ご関係＿＿＿＿＿

氏　名	（ふりがな）	男・女
	生年月日：西暦・平成　　年　　月　　日（年齢　　歳　　ヵ月）	
	身長：　　cm　体重：　　kg（測定日：平成　　年　　月　　日）	

① お口のことで、気になることをご記入ください（○で囲んでください）
・むし歯がある　・歯が痛い　・歯の生え方　・歯肉の腫れ/痛み/出血　・歯石がある　・口臭がある
・歯磨き（口腔ケア）の方法を知りたい　・歯磨きをいやがる　・検診してほしい　・歯並びについて
・食べることについて　・食事内容について　・クリーニング希望
・その他(下にご記入下さい)

② 今まで歯科にかかったことがありますか➔　ない　・　ある
あると答えた方、今まで困ったことがありましたか➔　ない　・　ある
└➔どんな事で困ったか下にご記入下さい
（　　　　　　　　　　）

③ いつ歯磨き（口腔ケア）をしますか➔　朝　・昼　・夜　・寝る前　・その他（　　　）
└➔主にされる方はどなたですか➔　母　・父　・その他（　　　）
└➔普通の歯ブラシ以外で何か使いますか➔（　　　）

④ 食事はどのようにとりますか　（○で囲んでください）
・すべて口から食べる　又は　哺乳➔・母乳　・哺乳瓶使用　・その他（　　　）
・「口から食べる」と「鼻からの胃（または腸）のチューブ」を併用している
・胃（または腸）チューブのみ➔チューブの種類➔・経鼻胃管　・ED（腸管）チューブ　・口腔ネラトン　・胃瘻　・腸瘻

⑤ 食事形態はどのようなものですか（○で囲んでください）
主食：・普通食　・軟飯　・粥　・ペースト　・その他（　　　）
副食：・普通食　・刻み　・極刻み　・ペースト　・その他（　　　）

⑥ 誤嚥性肺炎と言われたことがありますか➔　・ない　・繰り返す発熱あり（誤嚥疑い）　・ある

⑦ 窒息したことはありますか➔　・ない　・ある　・繰り返す窒息あり

⑧ 拒食傾向はありますか➔　・ない　・どちらともいえない　・ある
どちらともいえない又はあるの場合具体的に（　　　）

⑨ 偏食傾向はありますか➔　・ない　・どちらともいえない　・ある

⑩ 口腔ケアの拒否はありますか➔　・ない　・身体ケアに対する拒否あり　・口腔ケアのみ拒否

⑪ 食事中や食後のむせはありますか➔　・ない　・時々ある　・いつもある

⑫ 食事中や食後の痰の増加はありますか➔　・ない　・時々ある　・いつもからむ

⑬ 嘔吐しやすいですか➔　・ない　・時々ある　・いつもある

⑭ 胃食道逆流（GER）はありますか➔　・ない　・ある

⑮ 身体状況，口腔，食事・栄養補給に関する家族のご意向はありましたらご記入下さい。

裏もご記入下さい

図2　問診票（表面）

お体の状態を教えてください。

出生体重 ＿＿＿＿＿g ・ 出生週数 ＿＿＿週 ・ (アプガースコア＿＿＿/＿＿＿)

① 今までに指摘された病気があれば、病名をご記入ください。

1．心臓病（　　　）2．肝臓病（　　　）3．腎臓病（　　　）

4．肺炎（いつ頃：　　　）5．ぜんそく（いつ頃：　　　）

6．てんかん（頻度：　　　、発作の様子：　　　）

7．神経筋疾患（　　　）

8．その他

② 主にかかっている医療機関はどこですか ➔ 医療機関名（　　　）

診療科名（　　　）担当医師名（　　　）

ほかの医療機関・診療科にかかっている場合はすべてご記入ください。

1．診療科名　病院名　担当医師名

2．診療科名　病院名　担当医師名

3．診療科名　病院名　担当医師名

③ 医療的ケアはありますか（○で囲んでください） ➔ ・ない　・ある

・経管栄養（ない・経鼻胃管・胃瘻・腸瘻・　　　）　・気管切開　（ない・単純・気管分離）

・酸素投与（ない・ある）　・人工呼吸器（ない・ある）

・吸　引（ない・ある）　・その他（　　　）

④ いつも飲んでいる薬はありますか（○で囲んでください） ➔ ・ない　・ある

ある方は薬名をご記入ください。

⑤ アレルギーはありますか（○で囲んでください） ➔ ・ない　・ある

ある場合はご記入下さい ➔ 薬剤　・食事　・その他

⑥ 手術を受けたことはありますか（○で囲んでください） ➔ ・ない　・ある

ある場合はご記入下さい

└➔・手術名　・医療機関名　・手術日

⑦全身状態で注意してほしいことがありましたら、なんでもご記入ください。

（例：誤嚥しやすいので吸引を頻回にしてほしい・顔は上向きが苦しいので横向きが良い・骨折しやすいなど・・・）

たましょう歯ねっと　2017年5月

図3　問診票（裏面）

1　良好な関係を築くためのヒント

問診票表面②の「今まで歯科にかかったことがありますか」に「ある」と記載された場合では，これまでかかっていた歯科医院との関わりを離れて，新しい歯科医院との関係を築こうとしていることになります．これまでの歯科医院で物足りなかった点や困った点には，今後の歯科訪問診療を進めていくうえでの重要なヒントがあります．

裏面①の「今までに指摘された病気」，④「いつも飲んでいる薬」や⑥の「手術の既往」に関しては，在宅重症児の場合，それぞれの記入欄に収まりきれないくらいの記載される場合があります．他稿（p.21，38参照）にも述べられているように，主治医であってもはじめて経験する疾患に罹患していたり，数え切れないくらいの手術をこなしていたり，さまざまな薬を服用していたりする場合があります．知らない病名や薬品名があっても，恥ずかしいことではありません．保護者に詳細を伺うか，後で調べるようにしましょう．

子どものことやその疾患については保護者，特に母親が一番詳しいものです．そうした経験や知識には決して勝てるものではありません．分からないことは分からないと正直に答えることが，今後の良好な関係に繋がります．

2 誤嚥・窒息や事故を防ぐためのヒント

問診票の表面⑥の誤嚥性肺炎や⑬の嘔吐などに「ある・いつもある」と記載があった場合には，今後の診療時に注意が必要です．嘔吐をしやすいということは，嘔吐反射が敏感であるという可能性があり，ケア中も些細なことから嘔吐を起こして誤嚥や窒息に繋がる場合があります．そのため，口腔周囲や口腔内を触る場合，注意をする必要があります．

また，裏面③の「医療的ケアの有無」には，気管切開の有無についての記載があります．単純気管切開か，気管が分離されているのかでケアのやり方が変わってきますので，確認しましょう（p.67，68参照）．

裏面⑤の「アレルギー」がある場合，アナフィラキシーショックに繋がることがありますが，その原因が分からない場合がありますので，麻酔を使用する場合などには注意します．

また，⑦の「全身状態」について，「骨折しやすい」など記載された場合，ケアのための体位を変える際に注意しましょう．不用意に身体を動かすと骨折をさせてしまうことがありますので，ご家族の協力を仰ぐ必要があります．

3 今後の連携へのヒント

在宅重症児は多数の医療機関にかかっており，ご家族でもどこが主要な医療機関か分からないことがあります．そうした場合でも全身管理を担当している医療機関を主要な医療機関と考え，病院名と医師名は聞き出しておきます．そうすることで，今後のケアについての相談や対診がやりやすくなります．

3 はじめて訪問するまでの流れ ―アポイントから次の訪問の準備まで

以下に，初回の訪問をするための連絡から，実際に訪問し，次の訪問の準備をするところまでの流れを示します．実際のケアについては他稿に任せて，ここではスムースに訪問し，患児やご家族と関係を築き，次の訪問につなげるまでのコツを解説します．

1 連絡を入れる時間，訪問に適した時間帯

在宅重症児は1日の間にさまざまなケアを受けています．また，それに伴い保護者も忙しく過ごされていることも多く，新たに歯科訪問診療が加われる時間も限られています．初回の訪問をする際，ご家族やすでに関わりのある他職種などからある程度余裕のある時間帯の情報を伺っておくとよいでしょう．お宅に訪問したらすぐに入浴が始まってしまってお口のなかを拝見できなかった，とならないようにしたいものです．

とくに，食事(注入)前後は患児の状態が不安定で，ご家族も忙しい場合がありますので，その時間帯は避けたほうがいいでしょう．摂食状況や食事後の口腔ケアの確認をする場合は食事時間に立ち会う必要がありますが，初回でそこまでする必要はありません．

また，訪問に合わせて，保険証や障害者手帳などの証書類，診療情報提供書やお薬手帳などの医療情報を示す書類，さらには既往歴や治療歴などまとめてもらえると役に立ちますので，できる範囲でお願いしてみるとよいでしょう．

2 交通手段の注意点

患児のお宅に訪問するとき，とりわけ車で行く場合は，あらかじめご自宅や近所に駐車スペースがあるか，確認します．駐車スペースからご自宅が予想外に離れている場合では，移動に時間がかかってしまうことがありますので注意しましょう．「他にお宅に伺っている方々はどちらに車をとめていますか」と，既に訪問をしている他職種の例を伺うのも一つの手です．

3 訪問してからのチェックポイント

実際に訪問した際，ご挨拶や自己紹介をします．それからすぐに診療をはじめるのではなく，問診票を記入してもらい，書類などを確認しながらご家族とお話をし，その表情やお宅の様子などを観察します．

ご家族の表情が明るく友好的であるなら，歯科訪問診療への要望・期待や子どものことについて話すことができますし，今後の方針も一緒に検討することができるでしょう．しかし，表情が暗かったり，余裕がない様子だと，ご家族の状態に合わせた態度を心がける必要があります．在宅重症児の保護者，特に母親は，子どもにつきっきりでいる場合が多く，さまざまな想いを抱えています．そうした状況に寄り添った振る舞いが，今後の関係性を築く第一歩になります．

また，お宅の様子からもさまざまな情報が引き出せます．ものが片付いておらず散らかっていたりしていると，ご家族に余裕がない場合が多く，口腔ケアなどをじっくりお伝えしたり，指導したケアを継続してもらうのが難しいことがあります．訪問の回数や頻度を増やしたり，他職種からの協力を得たりするとよいでしょう．また，ご家庭で使用している歯ブラシなどの口腔ケア用品が乱雑に扱われていたりするならば，なにからお伝えすればいいのか，その順序を考える必要もでてきます．

ご家族の口腔ケアの取り組みについては，あまり求めすぎることなく，どのような目的で，どのような理由で口腔ケアが大事なのかということを少しずつ理解していただきます．「ご家族で足りないところを補うために歯科医療職や多職種が連携してお手伝いするので，ご家族はご無理をせず，できることをしていただければよい」ということをお伝えしましょう．ご家族が自分を

表1　訪問歯科診療で持参したい物品

・聴診器（嚥下音聴取のため，乳幼児用のものある）
・歯ブラシ（開口度，歯並びに合わせて形状，大きさを選択）
・タフトブラシ，糸ようじ，デンタルフロス
・スポンジブラシ
・ポータブルモーター（ラバーカップ，ブラシ）
・歯磨剤（必要に応じて使用）
・保湿ジェル（フルーツテイストなどで味覚刺激にもなる）
・ポータブルエア（カリエス診査，シーラント時に歯牙を乾かす）

追い詰めてしまわないよう，子どもだけではなくご家族それぞれの様子にも目を配ること，気遣いをすることも必要です．

在宅重症児がいる家族は複雑な事情を抱えている場合もあります．患児に保護者がつきっきりであるので，その兄弟が親に構ってもらえなかったり，母親が一人だけで頑張っていたりと，さまざまです．ご家族の関係性をうまく捉え，事情に応じた振る舞いをすることでご家族が本当に悩んでいることに近づける場合もあります．あせらずにじっくりと関係を築くことが大切です．

加えて，患児に対する主介護者，キーパーソンを確認するのも重要です．さらには，患児の状況を一番把握している医療者（多くの場合，在宅主治医）の連絡先も入手しておくとよいでしょう．

4　小児在宅歯科医療に持参したい物品

表1に，訪問歯科診療で活用する物品をご紹介します．初回訪問で口腔内を拝見するだけならば要らないものもあります．ここでご紹介するものは「歯科医院で用意しておきたい物品」として考え，必要に応じて持ち込むのがよいでしょう．

5　初回の診療後，次の訪問に向けて

初回の診療後には次回以降に行うケアの計画を検討しますが，この際に患児を診療する際の術者のポジションの検討も行います．患児の周りにはさまざまな医療機器が置かれており，また，チューブやケーブルなども多くあります．こうしたなかで，患児に最適な体位を見つけ，安全にケアや処置を進めて行ける術者のポジションを見つけます．とくに，水の入ったコップを置ける安定した場所の確保は大切です．ご家族と相談しながら最適な位置を見つけましょう．

次回の訪問の日時を決める際，患児に関するイベント（入院や手術の予定，レスパイトの期間など）を把握するのも重要です．入院などの大きなイベントの後では患児の状態も安定せず，ご家族も慌ただしいことが多いようです．落ち着いて適切なケアを行うことが難しくなる場合もありますので，そうした期間を避けるような予定を立てます．

3 訪問した後に—関係者・高次医療機関・ご家族との連絡・連携

❶ 歯科の高次医療機関との連携

医療法人社団桜翔会　桜堤あみの歯科（東京都）
網野重人

小児在宅歯科医療において，保護者や家族との信頼関係は最も重要な要素と考えられます．

訪問診療における口腔ケアや処置においても，家族とのコミュニケーションは患児の状態を把握し信頼関係を構築するうえで欠かすことができません．処置中でも常に口腔内の状況を説明し，家族に理解してもらうことが大切です．また，成長期に特有の状態や，今後起こりうる変化などについても説明しておく必要があります．家族の悩みや意見，希望などを知ることで介護者の負担を軽減させることも重要です．

1 連携のための考え方

口腔ケアに携わる人たちと情報を共有するためには連絡帳などを活用するのも一つの方法です．連絡帳には可能な限り専門用語や略語は用いず，「伝えるための手段」であることを徹底することも忘れてはいけません．重要なのはケアに関わる人たちが共通の認識を持つためということです．

歯科訪問診療における口腔ケアや処置には多くの制限があり，診療室なら可能なことも在宅では危険を伴い困難な場合が多くあります．さらには，全身疾患や現在の身体の状態を考慮した口腔ケアを行う必要があります．口腔内の状態によっては高次医療機関や専門医との連携が不可欠です．すべてを訪問歯科医が行う必要はなく，病院歯科や小児歯科専門医と協力して在宅重症児と家族を支えるべきと考えます．

そのため，連携にあたり診療の過程で知りえた情報を可能な限り共有する必要があると考えられます．主に共有したい情報を**表1**にまとめます．

表1　共有したい情報について

- ●患者の身体状況
- ●口腔内の状態や問題点
- ●これまで行ってきた口腔ケアや治療について
- ●家族や保護者の要望や希望

また，注意すべきこととして，これらの情報を共有するにあたり，患者または保護者の同意を得ずに，他の者に対して診療情報の提供を行うことは，医療従事者の守秘義務に反し，法律上の規定がある場合を除き認められないことに留意しなければならないということです．

2 情報を伝えるための形式

以下，情報を共有するための具体的な事項やコツなどをご紹介します．**図1**の見本もご参照ください．

①宛先

診療科名，担当者名などわかる範囲で記載します．

②提出日

情報提供書を記載した日付を記入します．

③患者氏名・性別・生年月日・住所・電話番号

④紹介目的

⑤かかりつけ医

かかりつけ医（主治医）の情報を記載します．複数の医療機関にかかっている場合もありますので，わかる範囲で記載し，医療機関名，医師氏名を記入します．また，通院か往診かなどの情報もわかる範囲で必要となります．

⑥家族構成

家族と患児本人との関係や，歯科医師と家族との関わり方は患者のケアを行う上で非常に重要です．

⑦主介護者およびキーパーソンの連絡先

主介護者とは患児に対して主に介護を提供している人のことです．キーパーソンは介護の決定権を有している人で，在宅介護における医療・介護の方針を決めるときに最も影響を与える人のことです．

主介護者・キーパーソンのそれぞれの氏名と続柄を記入し，連絡のつきやすい順番で情報を記入します．

⑧訪問看護担当者，相談支援専門員

訪問看護担当者，相談支援専門員に関する情報（氏名・事業所名）を記入します．連絡先は事業所の代表番号や携帯電話番号など，連絡がつけやすい情報を記入する必要があります．

⑨介護状況

困難点とそれに対しての対応方法などについてケアをする上での「コツ」，家族や患児本人との接し方のなどの情報も記入します．特に「こうしたらいけない」という情報があれば記入します．

⑩既往歴

既往歴に関する情報を記入します．疾患名，時期，患児の身体状況などです．

⑪症状経過

これまでの症状の経過について記載します．

診療情報提供書紹介（紹介状）　作成日 平成 30 年○月 21 日 ②

① （紹介先医療機関）
○○大学歯科病院

口腔リハビリテーション科
木村 雄一 先生 侍史

⑭ （紹介元医療機関）
医療法人社団桜翔会
桜堤あみの歯科
〒180-0021 東京都武蔵野市桜堤○○○
TEL 0422-○○-○○○○
FAX 0422-○○-○○○○
小児歯科 網野重人 印

③	患者氏名	山田 達也	TEL 0422-01-○○○○	
	生年月日	明・大・昭・(平) 25年 8月 7日 生（5歳）	(男)・女	
	住所	〒○○○-0022 東京都△市□1-2-3		
④	紹介目的	平素より大変お世話になっております． 口腔機能発達について精査および加療をお願いいたします．		
⑤	かかりつけ医	医療機関名	主治医	通院・往診の別
		○○小児科クリニック	田中 一郎 先生	（通院・(往診)）
		□□整形外科	川口 次郎 先生	（通院・(往診)）
		△△耳鼻咽喉科	佐藤 三郎 先生	（(通院)・往診）
⑥	家族構成	父 太郎，母 花子，姉 彩香，本人 達也 の4人家族		
⑦⑧	連絡先	主介護者 山田 花子（母） キーパーソン 山田 太郎（父） 訪問看護担当者 ◇◇看護ステーション □□営業所 後藤 ○○様	TEL 070-□□□□-5678 TEL 090-△△△-5432 TEL ◇◇◇◇-34-5678	
⑨	介護状況	男性の介護だと緊張がつよい．口腔内を触られるのが苦手． 口腔ケアを行う前に口唇をマッサージするとやや拒否が緩和される． 発語はないがコミュニケーションが取れつつある．アンパンマンが好き．		
⑩	既往歴	○△症候群．精神発達遅滞． 心疾患を有するため処置には感染への注意が必要．		
⑪	病状経過	口腔ケアを行いながら食物の摂取についても保護者および介護者と連携をとってきたが，成長に伴いより専門的なアプローチが必要になってきている．		
⑫	処置経過	口腔ケアの依頼があり平成 28 年 3 月より 2 カ月ごとに在宅にて口腔清掃と 4 カ月ごとのフッ素塗布を行っている．また保護者および介護者に対して口腔ケアの方法について指導を行っている． 徐々に緊張もなくなって協力状態にも改善がみられる．		
⑬	ご家族保護者の要望・希望	食事が問題なく取れるようになってほしい． 本人の可能な範囲での自立成長を望んでいる．		

図1　診療情報提供書の例

⑫処置経過

行われている医療処置について口腔内の状態や問題点などがわかるように記入します．

⑬家族や保護者の要望や希望

家族や保護者の要望および希望を記入します．以後の関係を構築するために重要となります．

⑭記載者情報

情報提供書作成者の属する事業所名，記載者の氏名を記載します．

連携にあたり情報提供書で知りうる情報以外にも，関係者および関係各所が密に連絡を取り情報を共有することが重要と考えられます．

3 訪問した後に—関係者・高次医療機関・ご家族との連絡・連携

❷ 医科との連携

医療法人鈴木会　多摩歯科医院
鈴木康之

専門的医療機関に勤務していない一般の歯科医師が，医療的ケアが必要な小児（以下，医療的ケア児）の訪問診療を依頼される場合，その患者の医療依存度の軽重や地域による差異はあるかもしれませんが，すでに主治医として病院の医師や在宅医療の医師，またはその両方が定期的に関わっているケースが多いようです．つまり，歯科が訪問診療できる時期とは，ある程度はその児の疾患特性や障害，成長発育に関わる医療的なイベントや問題点などの情報が主治医側に蓄積されつつある時期といえるかもしれません．

しかし一方で，歯科が関わるきっかけは，必ずしもその主治医からの依頼であるとは限らないのが現状です．つまり，患者のご家族や療育スタッフなどからの相談や依頼である場合もあるということです．

安全に医療的ケア児の在宅診療を行うためには，主治医である医師との連携は避けて通れません．本稿では，歯科が初回在宅へ伺った後，特に高次医療機関の主治医に対して書くであろう診療情報提供依頼書（以下，照会状）を例にとり，スムーズな連携について考えてみたいと思います．

2　初回訪問後の診療情報提供依頼書（照会状）について

医療的ケア児が退院後，在宅での専門的口腔ケアや保護者への口腔ケアの指導について，病院より生活の場に近い地域の歯科からの訪問を，という思いを持っている医師もいます．ただ，そうした場合であっても，実際にどこの歯科医院が依頼を受けてくれるか分からないで困っている場合もあります．

主治医宛の照会状（**図1**）を作製することはそのミスマッチを解消する第一歩だと思います．

ここで示した照会状は，1つの例として，連携する高次医療機関の小児科医宛に初めて送付することを想定したもので，以下の6つの項目から構成しています．

診療情報提供依頼書（照会状）

年　月　日

【紹介元】
〒○○○−○○　○○市○○町○番地
電話　○○○-○○○-○○○○

【照会先医療機関　名称】○　○　○　医療センター　　○○○　歯科医医院　院長
【診療科】小児科　○　○　○　○　先生　御机下　　○　○　○　○　印

下記患者について，貴院での診療情報をご提供のほど，お願い申し上げます

氏名　○　○　○　○　様　（性別）男　年　月　日　生　○歳
貴院　I.D　12345678910

このたびは大変お世話になります．先日，地域医療連携室を通じてご相談させて頂きました○○○歯科医院　○○と申します**（注1）**．

①
○月○日，患児のお母様よりお電話で，当院へ歯科訪問診療の依頼があり，○月○日患家へ伺い，初診となりました．

②
当日はお母様のお話を伺い，口腔内を拝見し別添の口腔ケア，摂食嚥下アセスメントシートの記入，作製を行っております．その際，患児の主たる疾患は①　○○　②　○○　③　○○　貴院からの処方は（別紙）と伺っております．

口腔に関するお母様の心配，ニーズとしては
#1以前より歯肉炎がひどくなっている気がする
#2口腔ケアが自分のやり方で良いのか知りたい
#3歯並びがひどくなっている，舌を傷つけそうな歯は抜歯が必要ではないか？
以上が主なものでした．

③
初見として，#1，2については貴院からの情報を踏まえたうえで，当院でも継続して対応していきたいと考えておりますが，#3について，当院での対応難しいこともご説明しております．（侵襲の大きな歯科処置を行う予定はありません，必要あればより専門的な歯科医療機関での対応を依頼いたします）

④
今後，○○様の成長に関わっていくにあたり，これまでの疾患の経過や今後の見通しについて当院でも把握しておきたいと考えます．つきましては，貴院退院サマリー等のご提供をお願いしたいと存じます．（お母様からのご了解は頂いております）
また口腔機能に関する評価や訓練，口腔ケアについては貴院の言語聴覚士○○様にみて頂いていたと聞いております．引き継ぎできる資料がありましたら，添付のほどお願いいたします**（注2）**．

⑤
現在，栄養は胃ろうからのみ，呼吸状態が安定しないため，気管切開が必要になるかもしれないと伺っております．今後予測される医療的処置等や留意すべき点があればあわせてご教示ください．

⑥
訪問時，お母様は次子妊娠中，○月出産予定で，その前後のレスパイト先はまだ決まっていないと伺いました．もし今後の予定について何か情報ございましたら当院へもお知らせいただけると幸甚です．

ご多用中のところ大変恐縮ではございますが，今後ともご高配のほどよろしくお願い申し上げます．

図1　診療情報提供書（照会状）の例

注1：医療的ケアのニーズによっては，高次医療機関の複数科に継続して受診している場合もあり，保護者もどの科が主科で，誰が主治医かがわからないこともあるようです．もし，その病院に地域医療連携室などの部門があれば，一度電話で問い合わせをして，どの先生が主にコーディネートをしているのかを確認してもらうのもスムーズに連携するための1つの方法です．

注2：これまで行われてきた患児への口腔機能の評価や指導については，どの段階で誰がどのように関わってきたのかを確認しておく必要があります．口腔ケアや嚥下に関するものは，例えば退院時まで関わってきたリハビリテーション職がより詳しい情報を持っている場合もありますが，まずはコーディネーターとしての医師への文書提供を通して確認するのがよいかと思います．

①どのような経緯で，いつから訪問することになったのか？

②現在自分が把握している患児の疾患，医療的ケア，服薬等についての確認

③初診時に行った口腔アセスメントの結果をふまえた今後の予定

④在宅に至るまでの病歴について（退院時サマリーなど）

⑤近い将来の医療的ニーズの変化について（人工呼吸器や胃ろうなど）

⑥患児や家族のライフサイクルにおけるイベントや目標について（レスパイト先，進級進学などでの生活の変化）

①〜③は照会元からの報告（つまり，歯科側からの報告），④〜⑤は照会先（医科側）から情報提供依頼，と便宜的に分けてみました．あくまで参考であって，実際には医療的ケア児の個別性や，照会元と照会先の関係性によっては順番を入れ替えたり，より簡略化してもよいでしょう．

大事なのは，「歯科もこの子の成長にこれから関わっていきますよ」，と主治医に知ってもらい，今後は双方向で情報をアップデートしていける関係を築くきっかけにすることです．そのため，一方的な情報の要求にはならないよう気をつけたいところです．

※補足として

医療的ケア児は上記の医療以外の，福祉，行政サービスを利用している場合があります．患児が実際どんな生活環境で暮らしていて，なんのためのサービスが入っているのか，私たち歯科医師側からはなかなか把握しづらい部分だと思います．

もし，患児に担当の相談支援専門員（**注3**）がいるのであれば，保護者の了解を得て，主治医と同様に一度連携のための連絡を取ることをお勧めします．

注3：主治医は，医療的な情報を持っていますが，医療的ケア児の成育環境についての細かな情報は不足している場合があります．その場合（全ての医療的ケア児に当てはまる訳ではありませんが），担当の相談支援専門員の方が，支援サービスのコーディネーターとして，患児を取り巻く生活環境の変化を把握している場合があります．

訪問した後に―関係者・高次医療機関・ご家族との連絡・連携

3 ご家族への情報提供と記録の方法

日本歯科大学口腔リハビリテーション多摩クリニック（歯科衛生士）
水上美樹

1 診療終了時の全身状態の確認

重症心身障害児（者）の診療中にはバイタルサインのモニタリングは欠かせませんが，診療前と診療終了時にも血圧，酸素飽和度（SpO_2），脈拍などを確認しましょう．重症児（者）は少しの姿勢の変化や開口，診療時の振動などによっても息こらえや緊張が発生し，これにより全身状態の変動があるためです．診療前の安静時の数値を把握し，診療後は安静時のものと比較します．診療のために姿勢を調整していた場合には家族に確認のうえ，診療前の姿勢や場所に戻して安定してから測定します．

2 終了後の報告

診療後，モニターの数値を確認し，問題がないことをご家族に伝えます．もし，値に異常がある場合には，ただちにご家族に報告をします．重篤の場合には家族または医療職より主治医への連絡や救急車要請の必要があるので，事前に連絡先や連絡方法を確認しておく必要があります．

診療終了後には，家族に当日実施した内容を判りやすく報告するとともに，質問がないかを確認することも重要です．また，診療内容や次回の訪問までに予測される事態（抜歯後の出血，動揺歯への対応，ブラッシング時の出血，など）がある場合には，報告と同時に注意を促しておくことも大切です．

3 診療・口腔ケア後の後片付け

終了後は，速やかに持参した器具・器材の片づけを行います．特に，訪問先に忘れ物のないように注意を払いましょう．そして，診療後の汚物や使用器具・器材は感染予防に十分留意して持ち帰ります．

4 家族・ケアスタッフへの指導

終了後に実施内容や注意事項を家族や同席している他職種に報告します．しかし，口頭だけでは指導した実施方法は時間の経過とともに自己流になったり，ケアスタッフがローテーションのために手技が統一されない場合もあります．指導内容が継続されるために，口腔ケアや摂食訓練の方法を図説した冊子（**図1**）を渡して継続してもらうこともよいかもしれません．筆者が実施している摂食訓練を**表1**に示します．また，口腔のケアや摂食訓練は，毎日の実施となるため，家族がどの程度負担なく実施できるのかを把握したうえで，関連職種にどの程度役割分担できるか

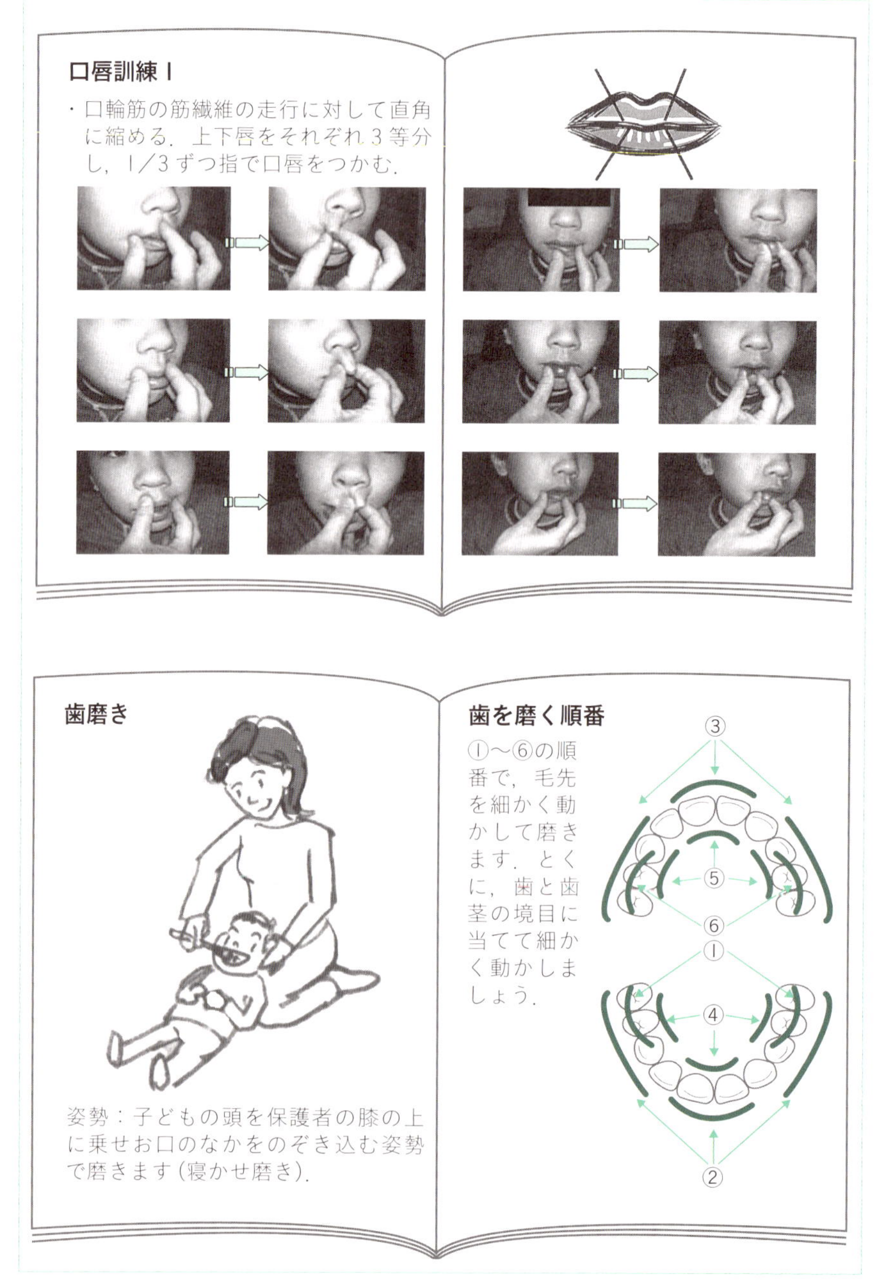

図1　訓練の図説例

表1　摂食訓練の例

・鼻呼吸訓練 ・歯肉マッサージ（ガムラビング） ・脱感作 ・口唇訓練 ・舌訓練 ・頬訓練 ・咀嚼訓練 ・水分摂取訓練 ・姿勢保持訓練

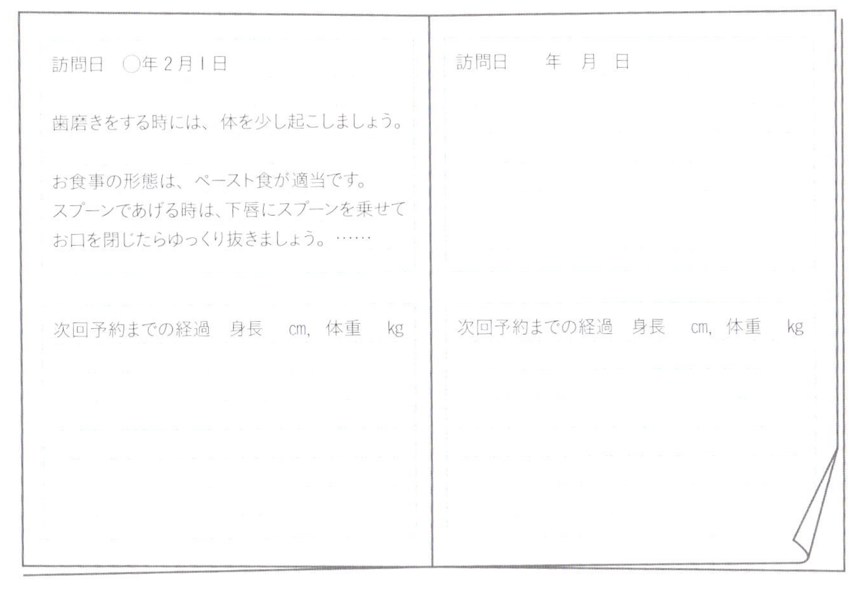

図2　家族との連絡ノート例

も検討していく必要があります．また，当日の実施内容などを記録するノート（**図2**）を用意しておくと，関連する職種との連携に有効です．

5　実施後の記録

診療室に帰院したら，業務記録を作成します．記録の体裁は，さまざまですが，内容はSOAPIE形式を用いて記載すると，実施内容や今後の計画が整理できます（**図3**）．そして，SOAPIEでの記録は，業務の問題解決になるとともに引き継ぎの際にも歯科関係職種のみならず他職種との情報の共有が可能となります．

S 主観的情報（Sデータ）：患者，家族などが訴えたことや実際の場面のまま事実を記載する．

O 客観的情報（Oデータ）：医療者側が観察した児の状態・行動，測定値など．

A アセスメント：S・O情報をもとに問題を解釈，分析する．問題の改善程度もここに記載する．

P 計画：問題を解決するための介入内容を記載する．

I 実施：実際に行われた内容

E 評価：介入の結果と成果

担当歯科衛生士 ＿＿＿＿＿＿
担当歯科医師 ＿＿＿＿＿＿

ID＿＿＿＿＿ 氏名＿＿＿＿＿＿＿ 年齢＿＿＿ 性別＿＿＿ 記載日＿＿年＿＿月＿＿日
指導時間＿＿＿＿〜＿＿＿＿

S：主観的情報	・歯ブラシをする時にいつも歯ブラシを咬まれてしまう ・食事の時にスプーンを咬んでしまってあげづらい ・食事量が少なく体重が増えない
O：客観的情報	・全身に筋緊張が強い．特に，顔の周りに触れられると緊張が強くなる ・上唇と前歯部歯肉に過敏（＋） ・前歯部に軽度の歯肉炎を認める．叢生，軽度の咬耗が認められる． ・注入（エネーボ 150 mL×5 回），経口摂取 1 日 1 回（10 g 程度） ・SpO_2：安静時 98%　食事中 96%　食後 97%　脈拍・・・・・ 血圧・・・・・・
A：アセスメント	・歯ブラシ困難に関連した歯肉炎 ・過敏の残存に関連したスプーン・歯ブラシ咬み ・体重増加不良に関しては，消費カロリーと摂取カロリーのバランスについて細かい評価が必要
P：計画	歯科医師とともに今後の実施について協議する（役割分担を含む） ・家族，関連職種に歯肉炎改善の必要性，過敏の存在とその除去の必要性について説明する ・過敏の存在する部位に対する脱感作の実施 ・開口保持方法の指導と過敏を考慮した口腔ケアの実施 ・好きな音楽をかけて食事中のリラックスをはかる ・食事記録表を記載してもらい，栄養指導を行う（*不可能な場合には栄養士との連携，など） ・栄養評価の結果を歯科医師と協議 ・ ・
I：実施	・過敏の存在箇所を図示して家族，関連職種に説明 ・脱感作法を説明書を用いて家族に指導 ・母に開口保持の方法を指導 ・歯ブラシ，スポンジブラシの使用方法を指導 ・子どもの好む音楽を選定し，食事の時に流す ・家族の記載した食事記録表をもとに栄養指導または，歯科医師を通して担当栄養士と連携
E：評価	・家族，関連職種への周知はできたが実施頻度の計画が未定 ・脱感作法を 1 日 1 回実施してもらったが，改善が認められないので，1 日 2 回に変更．変更後，児と家族の負担の有無の再確認が必要 ・舌側の汚れが除去されていないため，再度開口保持の指導とともに毎週，歯科衛生士による専門的口腔ケアを実施 ・音楽によって児の表情が緩んだ ・経口摂取量を 2 週間に 1 回評価していくことが必要

図3　SOAPIEを用いた業務記録例

COLUMN

訪問看護師から見た，小児在宅歯科医療に求めるもの

訪問看護ステーションてのひら（看護師）
櫻井初子

訪問看護の対象である重症児（者）で，歯科医療による介入が必要と思われる場合は，主に2つです．1つ目は哺乳や摂食に問題がある場合で，摂食嚥下機能評価と今後のアプローチの指導などが必要になります．2つ目は開口困難や口腔過敏などがあり，口腔内のケア方法に関する相談をする場合です．個別的なケースのなかには，医療的ケアが多く体調が不安定などの理由によって，まずは命を守るケアが先行せざるを得ないため口腔内のケアに意識が至らないことも多く，歯科治療が後回しになっていることもあります．

その他にも，医療デバイスが多く体調も不安定なため簡単に外出できない，歯科治療室に車いすで入れない，開口困難などで治療への協力が難しいなどのハードルがある場合に，訪問歯科診療をしてくれる歯科医師に頼ることが多くなります．また，歯科訪問診療なら安心して過ごせる環境と大好きな家族がそばにいることで，子どもにとっては最小限のストレスで治療が受けられることも大きなメリットです．

ところで，現在筆者が歯科訪問診療を依頼するのは，ほぼ固定した特定の歯科医師に頼っているのが現状です．その理由の一つに「相談しやすさ」があります．診療が必要だと思われるケースにおいて家族の希望が確認できたら，その場ですぐにメールを送り，コンタクトが取れる関係性があります．そのなかでも，摂食に問題があり日々の食事に困難が生じている場合や，家族が口腔ケアに関してストレスを強く感じており早期の介入が必要な場合など，急ぎで対応してくれる場合もあります（「急ぎです！」の一言で，外来診療がお休みの日に筆者の訪問時間に合わせて飛んできてくださったことがありました）．このように，お互いにコンタクトの取りやすいルールを確立し，「この人なら相談しやすい」という関係を持つことで，スムーズに治療につなげることができています．

さらに，依頼先が固定されているもう一つの理由として，その家族の状況を理解し，その家族にとって一番よいケアの方法を歯科医師と訪問看護師が一緒に探ることができる関係を築けていることにあります．たとえば，「患者には小さな兄弟がいて，母親は育児も大変」であったり，「夜間の吸引も多くて，家族がケアするのも大変である」など，患者や家族の情報を前もってこちらから情報提供し，最適な対応方法を検討できます．こうすることで，ご家族の状況を踏まえ，歯科医師側から必要なケアや治療を提示していただき，関係者が相談しながらそのご家庭に合った方法や目標を提案することができます．

図1は，摂食嚥下訓練の第一歩として指導を受けた口腔内や周囲筋のマッサージの場面です．あらかじめ情報を共有し，いま必要なケアをご家族や多職種で理解し，日常のなかで行えることを一緒に考えます．やった方がよいことでもなかなかできない場合もあることを理解し，取り組みます．

このような，素早い連携とスムーズな情報共有ができる関係性が，患者とご家族のQOL向上につながると考えています．

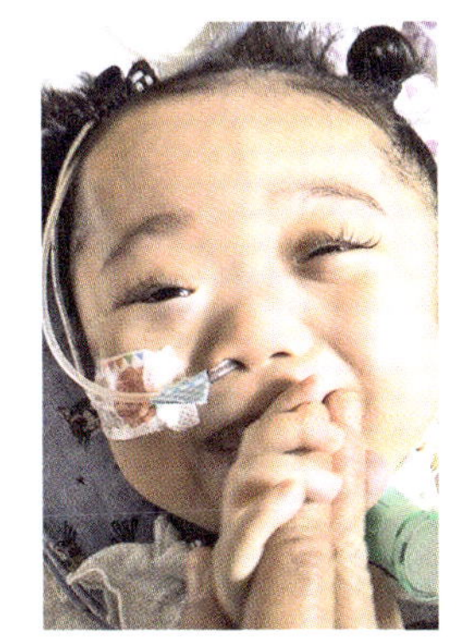

図1　訪問歯科診療の口腔周囲マッサージ中に，自分の手をなめ始めたところ

（※写真はご家族の許諾を得て掲載）

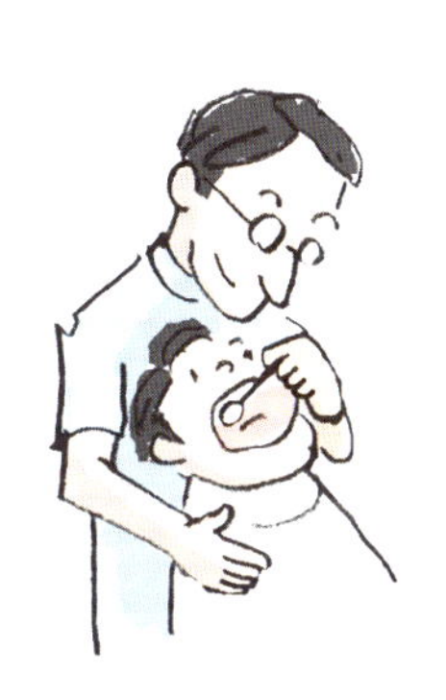

第3章

訪問の手順と基本的な歯科診療・口腔ケアの流れ

3

1 重症心身障害児(者)の一般的な特徴

❶ 重症心身障害児(者)の病態

社会福祉法人鶴風会　東京小児療育病院　歯科
小坂美樹

小児在宅医療の対象となるのは，「重症心身障害児(者)」，重症心身障害児(者)に医療的ケアが加わった「超重症児(者)」，高度な医療を必要としていても歩いたり話したりできる「医療的ケア児」と呼ばれる子どもたちです．近年の小児医療の発展によって，高度医療に依存して生活を送る子どもたちが増加しており，歯科医療従事者も病態を理解しておく必要があります．一人ひとりの病態は個人差が大きく，近くにいる家族や介護者が一番よく把握しているため，よく話を聞いてから診察を行います．大まかな基礎知識は知っておくと，家族や介護者との会話がスムーズに行えます．

1　重症心身障害児(者)の病態

重症心身障害とは，重度の肢体不自由と重度の知的障害とが重複した状態のことをいい，その状態にある子どもを重症心身障害児といいます．さらに成人した重症心身障害児を含めて重症心身障害児(者)〔重症児(者)〕と呼ぶことに定めています[1]．その判定基準は，国は明確に示していませんが，「大島の分類」[2]という方法により判定するのが一般的です(p.30参照)．

重症児(者)となる主な原因は低酸素性脳症や仮死などの分娩異常が最も多く，次いで出生前原因，髄膜炎・脳炎後遺症，てんかん後遺症，低出生体重児，染色体異常などがあげられます．また，超低出生体重児や，重篤な疾患を持って出生した子どもは人工呼吸器や胃瘻などの医療に依存しており，超重症心身障害児(者)〔超重症児(者)〕と呼ばれています(p.29参照)．

重症児(者)では重い知的障害と身体障害を持っており，さまざまな合併症が絡み合っています(**図1**)[3]．たとえば，筋緊張の異常により上気道狭窄，側彎，胸郭の変形が起こり，呼吸障害の発症につながります．また，胃食道逆流から逆流性食道炎や食道裂溝ヘルニアを発症し，頻回の嘔吐から栄養障害や貧血となることがあります．逆流した胃液が咽頭に及んで胃液の誤嚥を起こすと呼吸障害を増悪する要因となります．環境の変化や，コミュニケーションが取れないことなどの心理的ストレスが悪循環の契機となることもあります．個人差が大きく，急な変化を推測しにくいことも重症児(者)の特徴です．重症児(者)は適応力が低く，生理的発達の基盤が弱いため，わずかな変化により体調を崩すので，普段の様子を知っておくことが重要です．

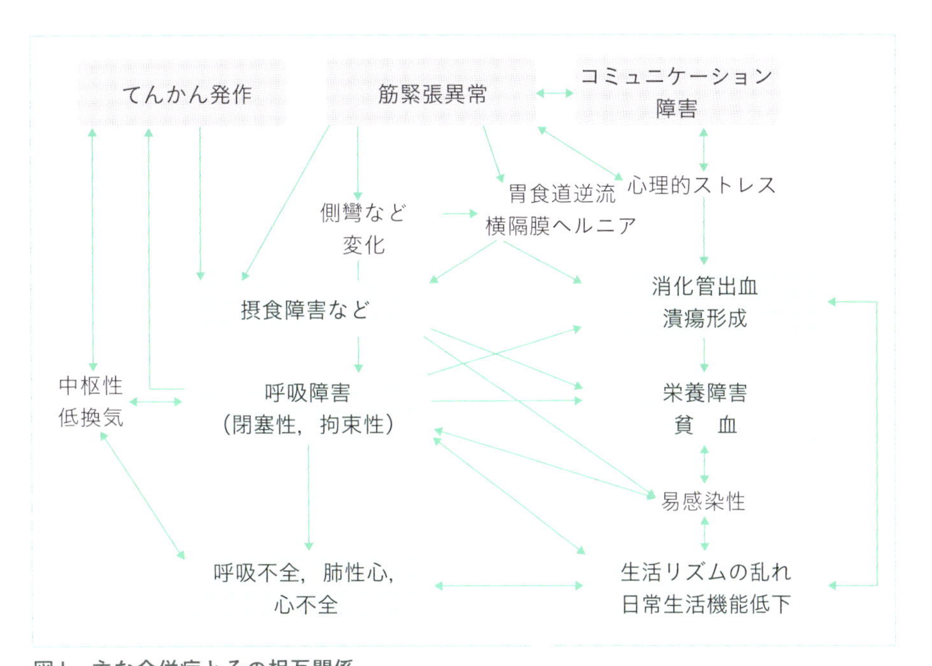

図1　主な合併症とその相互関係
(舟橋満寿子．小児看護．1989；12(1)：82-89より)[1]

2 歯科治療で注意すべき全身状態

以下に，重症児(者)の全身状態について，注意しておきたい点を解説します．とくに「誤嚥」「呼吸」「易骨折性」は歯科治療時に特に注意しておきたい点です．

1 てんかん

てんかんは重症児(者)の約65%で発症しており，その多くが難治性のてんかんです．難治性のために数種類の抗てんかん薬が絶妙な分量で処方されています．抗てんかん薬は歯肉増殖や口腔乾燥など口腔内の環境に影響を与えるため，歯科では口腔ケアを徹底し管理する必要があります．てんかんの発作はほとんどの場合，重積状態にならないようにコントロールされていることが多いので，歯科治療中におきた発作は数秒から数分で治まります．

発作は光や音などのなんらかの刺激により起こる場合もあるため，歯科治療によって発作を誘発することもあります．発作が起きた時は処置をやめ，口腔内に使用していた器具を撤去し，気道確保，唾液や嘔吐物があれば誤嚥しないように吸引を行い，注意しながら発作が治まるまで待って，介護者の指示を仰ぎます．介護者が発作のパターンをよく理解しているため，診察前にはどのような発作が何分くらい続くか，一日の回数，発作が起きた場合の対処法をあらかじめ聞いておくと，発作が起こったときに慌てません．落ち着いて発作が治まるのを待ちましょう．

2 呼吸障害

重症児(者)は，筋緊張の異常による舌根沈下や気管軟化症，慢性の肺病変，反復性誤嚥，側彎などの変形による胸郭の運動制限，薬の副作用による呼吸筋力の低下，栄養障害による免疫力

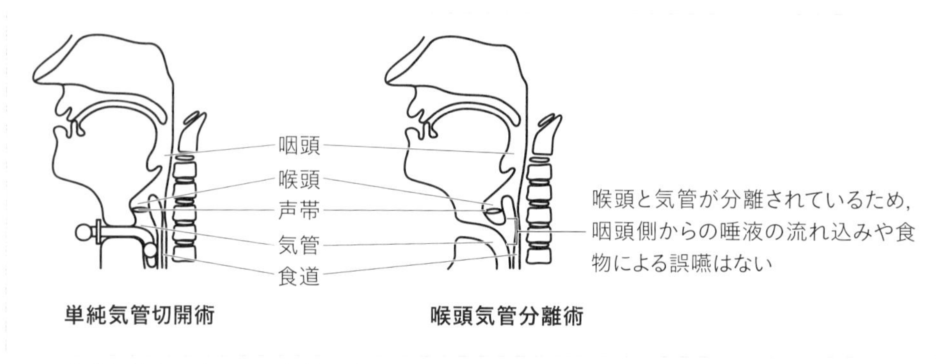

図2　単純気管切開術と喉頭気管分離術の違い

の低下による肺炎など，さまざまな原因によって呼吸障害を起こすことがあり，重症化しやすいことが特徴です．筋緊張による開口によって呼吸が抑制されることもあり，呼吸状態を観察し，経皮的動脈血酸素飽和度（SpO_2）をモニタリングしながら治療を行います．舌根沈下などにより呼吸が通りにくい場合は，下顎角を前方に押し出すか，オトガイ部を上前方に押し上げて気道を確保します．

重症児（者）は呼吸を維持するために，鼻咽頭チューブ，気管カニューレなどの在宅酸素療法や人工呼吸器などの補助換気療法を用いていることがあります．

気管切開には，単純気管切開術，喉頭気管分離術の2つがあります（**図2**）．単純気管切開術は，気管切開後カニューレを挿入して気道を確保しているもので，口腔内からの唾液の流れ込みや食事の誤嚥の可能性があります．そのため，歯科治療中の唾液や水の流れ込みには注意し，吸引をしっかり行う必要があります．一方，喉頭気管分離術では，喉頭と気管が分離されているため，唾液の流れ込みや食事の誤嚥はありません．歯科治療は比較的安全に行うことができます．空気の通り道が気管切開からのみとなるので，窒息に注意が必要です．タオルや洋服などでカニューレがふさがらないようによく観察します．また，カニューレを使用していない永久気管孔の場合も，水が入ったりふさがらないように注意します．

3 誤嚥

多くの重症児（者）では，摂食機能の未発達や嚥下運動の協調性の不良，筋緊張の異常，逆嚥下の残存，呼吸の不安定性などによって気道内に唾液や食物が流入し，誤嚥することがあります．そのため，姿勢，食形態，摂食方法が誤嚥を防ぐよう，調整されています．口腔ケアや歯科治療の際は，流出した唾液や水分を誤嚥しないように，吸引をしっかり行うことがとても大切です．

4 易骨折

寝たきりであることによって骨が脆弱化し，骨折しやすくなっています．歯科治療の際の移動には注意が必要であり，安易に動かすと骨折させてしまうことがあります．できるだけ，普段介護している慣れた人に移動してもらうようにします．

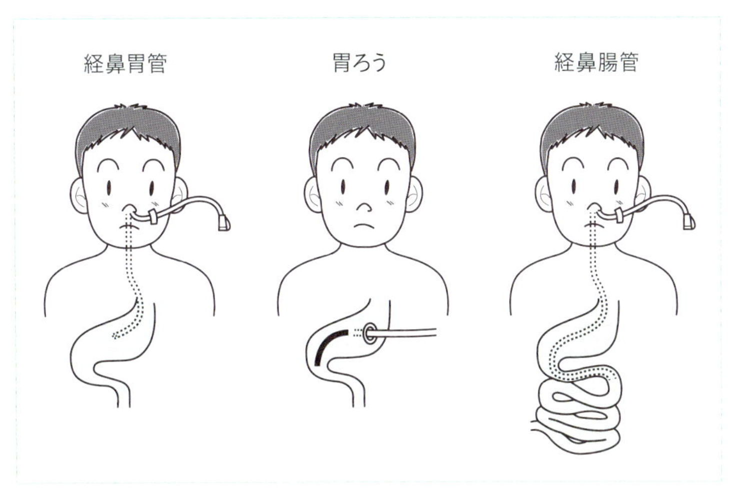

図3　各種経管栄養法

5 栄養・消化機能

重度の嚥下障害があり，経管により栄養を摂っている重症児（者）も多くいます．栄養補給の方法は，経管栄養法である経口胃管（口腔ネラトン法），経鼻胃管，経鼻腸管，胃ろう，腸ろう（**図3**）と，経静脈栄養法があります．経口摂取と経管栄養を併用することもあります．

体の変形や筋緊張の異常で胃食道逆流が起こりやすく，逆流した胃内容物が気管に入って呼吸にも影響を及ぼすことがあります．また，嘔吐や胃食道逆流が頻繁に起こり，歯の酸蝕症となっていることもあります．日々の診療でも歯の脱灰に注意して観察し，脱灰が見られたら姿勢管理や薬の調整，重度の場合は噴門形成術などの相談を医科と連携して行うこともあります．

6 コミュニケーション

言語のコミュニケーションがとれない重症児（者）が多くみられます．こちらの話していることは理解していますが，言語での返答ができないために，理解しているのかしていないかがわかりにくいことがあります．しかし，コミュニケーション手段は言語だけに限らず，舌や目の動きなどで非言語性のコミュニケーションをとっていることもあります．普段からコミュニケーションしている介護者に本人からの表出方法を確認してから診療にあたることで，本人の緊張を和らげ，歯科治療が円滑に安全に行えます．

3 在宅重症児（者）が使用する医療機器

在宅重症児（者）（医療的ケア児含む）はさまざまな医療機器を使用して生活しています．ここでは，よく見かける医療機器とその取り扱い，歯科治療を行う際の注意点を紹介します（**表1**）．取り扱いが分からない機器がある場合，自分だけで判断はせず，家族や介護者，他の医療職種に相談をしましょう．

表1　在宅重症児（者）が使用している医療機器

医療機器	目的・使用方法	歯科治療時の注意点
①人工呼吸器 ・TPPV（侵襲的人工呼吸療法）気管切開のカニューレに接続して行う ・NPPV（非侵襲的人工呼吸療法）気管切開を行わず，口鼻，フルフェイスマスクなどを介して換気	・換気を補うために行う ・持続的に陽圧をかけて気道を確保することもある ・それぞれの呼吸状態に合わせた陽圧換気方法が設定されている	・口が覆われたタイプのマスクでは，外した状態でいられる時間を家族などに確認する ・呼吸器の回路外れに注意する ・設定は変えない ・アラームがなった時はまず本人の胸の上がりを確認し，家族に報告
②気管切開 （2：呼吸障害を参照）	・気道の確保	・カニューレが抜けないように気をつける ・カニューレや気管口をふさがない ・吸引は家族に依頼する （吸引チューブを挿入する長さが決められている．深く挿入すると肉芽をつついたり，出血させる可能性がある）
③酸素	・肺胞でのガス交換の効率を高めるために行う ・慢性呼吸不全のために在宅で使用する酸素は0.25〜2L/分程度の少量を投与されている．経鼻カテーテル，鼻カニューレから吸入する	・**火気厳禁** 引火することがあるので，歯科治療で火気を用いる場合は，決して酸素の近くでは使用しない
④鼻咽頭エアウェイ	・咽頭の狭窄に使用する気道確保用のチューブで鼻腔から咽頭まで挿入されている	・チューブを塞がない ・抜けたら家族に挿入してもらう ・分泌物を適宜吸引する
⑤吸引器	・喀痰や嚥下できない唾液を吸引し気道確保する	・気管内に口腔細菌を入れないように，口腔に使用した吸引管は気管に使用しない ・気管内は粘膜損傷しないように26kPaを超えない圧で吸引するため，口腔内吸引より弱い圧で行う
⑥持続注入ポンプ	・経鼻腸管栄養法や腸瘻の場合は胃食道逆流を防止するために，ポンプを使用して時間をかけて注入する	・注入中は口腔ケアを行わないようにする ・長時間の注入を行っているときは，嘔吐がないことを確認して注意しながらケアを行うこともある
⑦ネブライザー	・痰をやわらかくしたり，薬液吸入に使用する	・歯科治療中は使用を中断してもらう

4　重症心身障害児（者）の歯科治療の際の感染対策

重症児（者）では，頻回の病院受診や入院などで医療との接点が多いことや，免疫力の低下で感染が起こりやすく，緑膿菌やカンジダなどの日和見菌を保菌していることがあります．歯科治療の際は，標準予防策を励行し，手袋，マスクの使用はもちろんのこと，血液や体液が付着した器具等は洗浄後に適切な消毒をして使用し，適切に廃棄すること，ディスポーザブルの器具の使用も検討するとよいでしょう．医療従事者が媒介者とならないように気をつけましょう．

1）社会福祉法人全国重症心身障害児（者）を守る会．
http://www.normanet.ne.jp/~ww100092/
2）大島一良．重症心身障害の基本的問題．公衆衛生．1971；35（11）：648-655．
3）舟橋満寿子．随伴症状をもつ脳性麻痺児への対応．小児看護．1989；12（1）：82-89．
4）小坂美樹．小児訪問歯科診療の重要性について考える．小児歯科臨床．2018；23（6）：40-47．

重症心身障害児（者）の一般的な特徴

2 重症心身障害児（者）の口腔

社会福祉法人鶴風会　東京小児療育病院　歯科
小坂美樹

重症心身障害児（者）の口腔内は，さまざまな身体症状の影響により，多くの場合で複雑な形態となっています．また口腔過敏や呼吸状態の変化，嚥下障害などの影響で，口腔ケアが難しくなっています．

重症児（者）の口腔ケアで一番難しいのは，持続して口を開けることかもしれません．しかし，感染に弱い重症児（者）にとって，口腔のケアは生命に直結するケアの1つです．重症児者の口腔には肺炎の原因となる日和見菌が多く存在し，嚥下障害のある重症児者にとって，口腔ケアは肺炎の予防となります．また，重症児（者）は痛みを訴えることが難しく，発熱や過緊張などで齲蝕や歯周病に気が付くことがあります．また，齲蝕や歯周病が進行して抜歯となっても，義歯の装着は困難です．通常の歯科治療が困難な場合も多いことを念頭に入れ，歯科疾患の予防を重視してケアをしていく必要があります．

1 重症心身障害児（者）の口腔の特徴

1 不正咬合

口唇周囲や舌の筋肉の未発達，筋緊張の異常によって不正咬合が多く，特に永久歯列での開咬，叢生が多く歯磨きが難しくなります（**図1**）．高口蓋も多くみられ，歯磨きに加え，舌や口蓋などの粘膜のケアが必須です．

2 口腔乾燥

口呼吸が多く，開咬も影響して口腔乾燥が起こりやすく，保湿を考慮する必要があります．抗てんかん薬，抗精神薬などの服用がさらに口腔乾燥を助長させます．経口摂取を行っていないこと，言葉を話さないことも，唾液腺の刺激が減り唾液減少につながります．口腔ケアで唾液を流出させ，口腔内を潤すことはケアを行う重要な目的の1つです．

乾燥によって舌に亀裂が入り，出血することもあります（**図2**）．

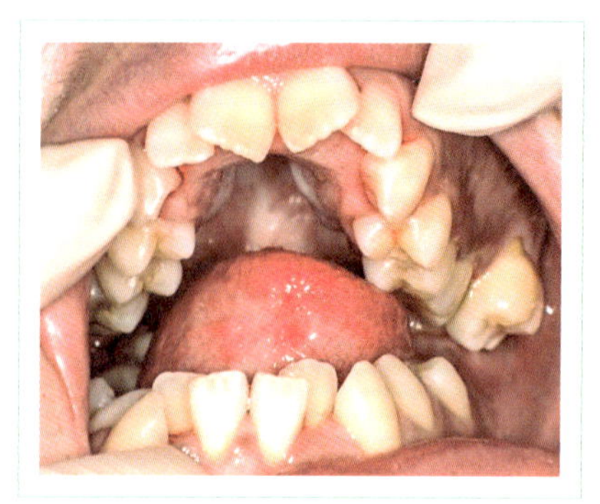

図1　高口蓋があり，開口，叢生が顕著．臼歯部の開口量が少ないので下顎の最後方臼歯はとても磨きにくい

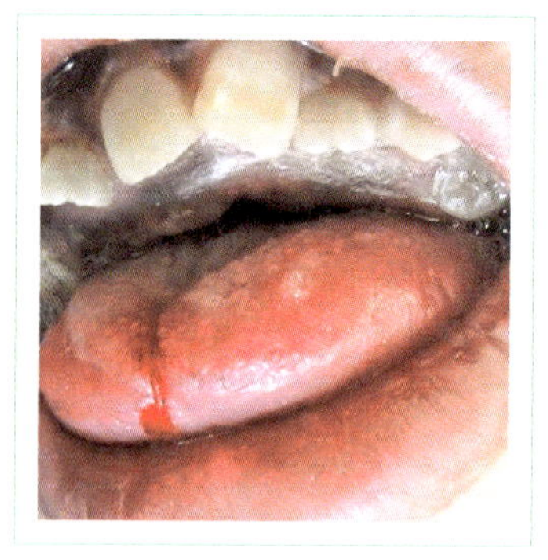

図2　開口していて舌が外気に触れており，乾燥して切れている

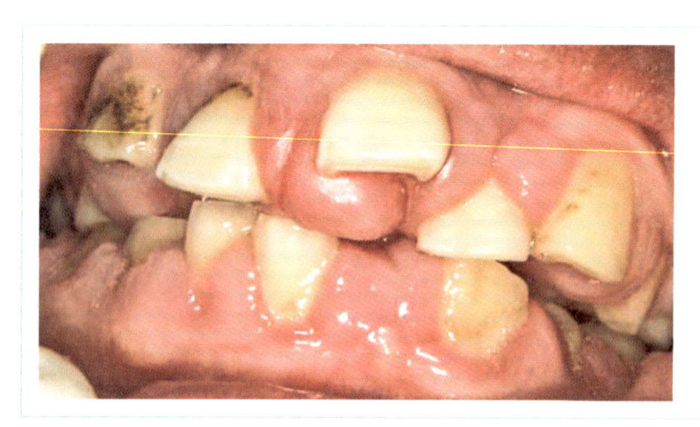

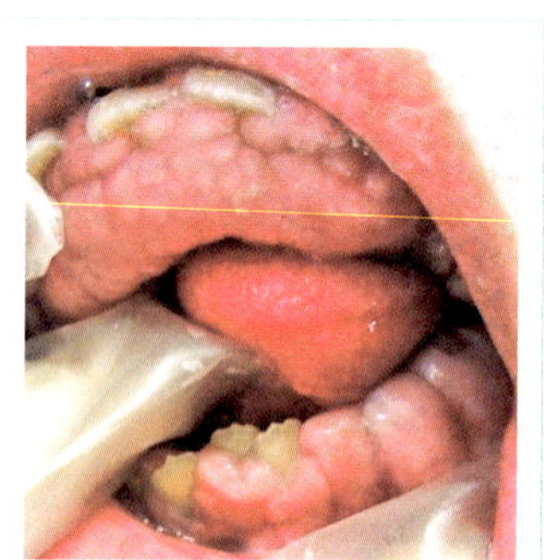

図3，4　歯肉肥大

3 歯肉肥大

抗てんかん薬の副作用によって歯肉肥大（または歯肉増殖）が起こることがあります（**図3，4**）．歯間乳頭が肥大する場合や，臼後隆起以降が舌側に向かって肥大する場合などさまざまな形態があります．歯肉に炎症があると歯肉肥大が増加するため，歯肉の炎症を起こさないようにすることが大切です．抗てんかん薬の副作用では，該当薬剤を中止しない限り一度切除しても再発することも多いため，切除するときは慎重に家族と相談して決めましょう．

4 乳歯の誤嚥・誤飲

重症児（者）では，永久歯が萌出しても乳歯が残存していることが多く（**図5**），しかも動揺がみられないままに突然脱落することがあります．落ちた乳歯が気管に迷入する危険性があるため（**図6**），定期的に観察して動揺が見られたら抜歯する必要があります．萌出時期も個人差が多く，一般的な交換期が当てはまらないことがあります（p.79参照）．

5 咬耗

緊張が強く，頻繁に歯ぎしりがみられる場合には，歯の咬耗がみられます．マウスピースなどで咬耗を防ぐ方法もありますが，印象採得が困難であったり，すぐに破損してしまったりなど，頻回に再製作が必要となり，トラブルも多くみられます．主治医と相談して緊張の薬の調整を行

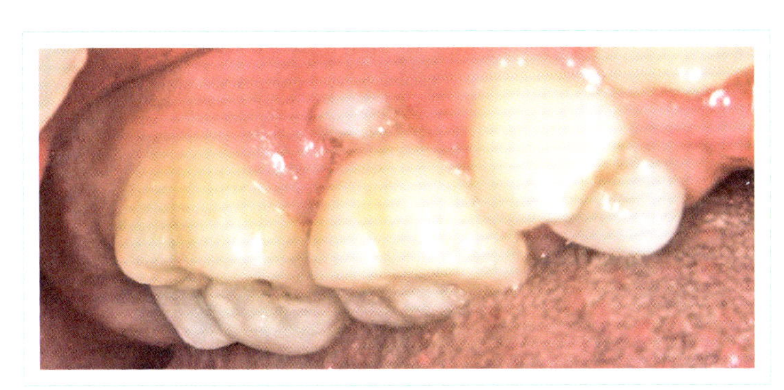

図5　下から永久歯が萌出していてもなかなかぬけない

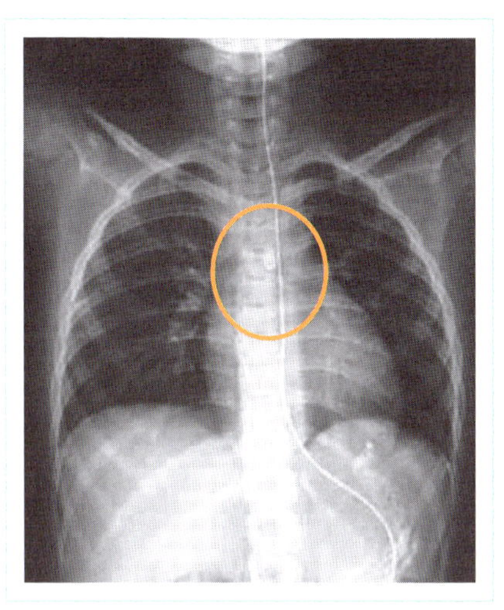

図6　乳歯が自然脱落して気管に迷入している

うこともあります．歯周病などの炎症が重なると動揺が著しくなり，抜歯を余儀なくされるため，口腔ケアがとても重要です．

6 口腔周囲の過敏性の残存

出生直後から医療中心の環境で生活する重症児（者）は口腔内や口腔周囲の刺激を受けることが少なく，触れられることに慣れず，過敏性が残存することがあります．通常，胎生期に指を吸う（在胎24週），吸綴（在胎28週ごろ～）を赤ちゃん自身で行い，出生後はおっぱいを飲む，手をしゃぶるなど，自分で口腔周囲に刺激を与え慣れていくことも重症児ではできていません．過敏性が残存する児では，口腔周囲に触れただけでも仰け反るような緊張が全身に走り，開口が困難になります．そのため，出生後はなるべく早くから過敏除去法や口腔ケアなどによって刺激に慣れていくことが必要です（p.106参照）．

過敏の除去によって口腔ケアが重症児にとって苦痛なものではなく，きれいになって気持ちがいいものと感じられるようになり，口腔ケアがやりやすくなります．

7 咬反射の残存

重症児（者）は大人になっても咬反射が残存することがあります．歯ブラシを咬合面に置くとすぐに咬んでしまい，なかなかケアがうまくいかないという悩みを多く聞きます．咬反射をなくすことは困難ですが，成長とともに開口して呼吸ができる方法を習得したり，緊張しないでケアが受けられるようになると，歯磨きがやりやすくなります．咬反射が残存している場合，医療者が指を咬合面に置くと危ないので注意しましょう．また，緊張の強い重症児者では，ハブラシやミラーも咬んで割れることがあります．開口器を安易に挿入すると，歯が脱臼することもありますので注意が必要です．

8 歯科疾患（齲蝕・歯周病）

痛みや違和感を訴えることができない重症児（者）では歯科疾患が重症化することがあります．

その他に，齲蝕は脱水を気にしてこまめに加糖飲料を飲む，高カロリー食品やとろみのついたものを摂取することなどによっても起こり，口腔内の状況は悪化します．胃食道逆流症で胃液が食道に上がると口腔内も酸性になり，歯の酸蝕症となることもあります．その場合，姿勢の管理や主治医と連絡を取って胃食道逆流症の治療の可否を判断してもらう必要があるかもしれません．歯肉炎や歯周病は，歯磨きがうまくできない，経管栄養，口腔乾燥などが原因で起こります．経口摂取していない重症児（者）では，口を動かす機会が少なく唾液の流動性がないため，歯石が咬合面や全面に付着することがあります．

2 重症児（者）の基本的な歯科治療

病院歯科で行う重症児（者）の歯科治療内容は，歯石除去や齲蝕治療など一般的な歯科治療と特に変わりません．しかし，ほとんどの重症児（者）は嚥下障害があるため，誤嚥に注意し，注水下での処置の際は吸引を確実に行う必要があります．齲蝕処置ではラバーダムを用い，治療中は唾液の吸引をこまめに行います．歯科治療を行う際の姿勢も重要です．変形した体の下にはタオルやクッションを用いて隙間がないようにし，突然動いても落ちないように固定します．処置中は頭を左右に傾けて，水がたまらないように吸引します．安定した呼吸のしやすい姿勢を作ることで，口を開けて呼吸がしやすくなります．SpO_2モニターを装着し，治療中の呼吸状態に留意します．骨折しやすい場合や，呼吸状態が安定しない，人工呼吸器がついている場合は車椅子上で治療を行います．緊張が強い重症児（者）で，車椅子上のほうが安定してリラックスできる場合は，リクライニングやティルトさせて行うこともあります．在宅の環境下では，このような環境づくりが難しいことがあります．処置が必要な際は病院歯科と連携をとり，在宅では無理せずにできることから行うようにします．

歯科治療の内容は歯石除去や機械的歯面清掃などのPMTCがメインとなります．口をあけると呼吸がしにくくなるので，なるべく短時間に処置を終わらせます．開口した際に，上気道の閉塞が起こっていないかを確認し，呼吸ができる位置に頭や顎の位置を調整します．喉頭気管分離術がされている場合は誤嚥の心配がないため安心して治療が行えますが，気管内の痰が増えたら適宜吸引（介護者等に頼んでよい）します．気管切開していない場合や単純気管切開の場合は，水の流れ込みに注意しましょう．

通法で治療を行うことが困難な場合，静脈内鎮静法や全身麻酔などの行動調整を必要とする場合があります．重症児（者）に全身麻酔を行うことは，高いリスクを伴うため，メリットとデメリットをよく見極める必要があります．術後に経過観察が可能な入院設備がある病院で行います．重症児（者）では術後の回復に時間を要することもあり，QOLを低下させないために，できるだけ歯科治療が必要とならないように管理することが一番大切です．

3 重症児（者）の口腔ケア

重症児（者）の歯科治療はコミュニケーション方法や，呼吸のタイミングなど，通常の歯科治療とは異なるポイントに配慮する必要があります．口腔内の環境も前述の通り特有です．全身状態を把握したうえで口腔内を観察し，患者の全身状態がいつもと同じかどうか，どのような処置が可能かどうかを判断しながらケアを進めることが大切です．

重症児（者）の口腔ケアでは，歯科疾患を予防することも必要ですが，それと同様に粘膜のケアが肺炎の予防に有効です．ほとんど口腔内に自浄作用が起こらないため，ケアで補う必要があります．

舌や頬粘膜，口蓋の清掃を行い，唾液の流出を促し，口腔ケアを行うときはしっかり吸引し，唾液を誤嚥させないようにしましょう．また，口腔ケアを行う術者の感染予防にも留意し，マスク，手袋，ゴーグルを装着し，標準予防策に基づいてケアに入ることが大切です．

1 重症心身障害児（者）の一般的な特徴

❸ 感覚統合の問題

日本歯科大学口腔リハビリテーション多摩クリニック
田村文誉
元　愛知県心身障害者コロニー中央病院　歯科/NPO法人ひろがり
石黒　光

1 感覚の特異性……「過敏」と「鈍麻」

子どもたちのなかには，口腔を含めた身体の感覚の特性（感覚制限）を有する場合があります．こうした特性は，中枢神経系が適切な量の感覚情報を過不足ないレベルにコントロールして処理することが難しい場合に起こるとされます[1]．また，感覚刺激体験の不足や，過去の過剰で不適切な刺激に起因する場合[2]もありますが，刺激に対して感覚−運動系が適切に反応できない状態も多くみられます．このような特性は，「過敏」と「鈍麻」に大別されます．過敏や鈍麻があると，歯科治療はもとより，口腔清掃や食事さえも上手く進まない原因となりえます．

髙井による重症心身障害児の歯科訪問診療の調査研究では，患者家族が歯科訪問診療を希望した理由として「口腔過敏があり口腔ケアが難しい」が挙げられています[3]．また，同調査対象となった医療的ケアを要する27名（平均4.7歳）のうち，半数以上に口腔過敏・心理的拒否を認めています．

口腔および周辺の過敏は情緒不安定や多動の原因にもなりますが，「食べること」に関することとなると，「食事に集中できない」とか，「口に入る食べ物の色や形，味，匂い，触感などが苦手で，食べられる物が偏る」，時には「全く食べられずに経管栄養を利用せざるをえない」子どももいます[4]．

一方，鈍麻の場合は，「口に食べ物が入ってもよくわからないため口の動きが止まってしまう」，「一口量を多く入れないと感じられない」，あるいは「唾液が溜まっても気づかないため涎が多くて，日常生活に支障がでている」ということもあります．

このような過敏と鈍麻のいずれも生活の困難さを引き起こし，介護する保護者の食事介助や口腔ケア上の大きな負担要因となります．なかでも過敏の場合は刺激に対する拒否につながるため，より対応が難しくなる場面が多くなるでしょう．

2 感覚処理過程の問題

感覚の特性については，その原因や症状についていくつかの分類がされています（**図1**）[1]．

1 過敏

■過剰反応

ある特定の感覚に対して，予期した以上に強い反応を示します．緊張の強い子どもではその緊張が感覚閾値を低下させ，食べ物がくると過開口になったり，食器や調理の音などで身体に力が入ったりなどの過剰な反応を示すことがあります．

ある子どもでは，強い味や匂いの食品を口にするときに嫌な顔をしたり，長期間経管栄養だった子どもでははじめて体験する味に拒否を示したりすることがあります．

■感覚防衛

感覚閾値が変化すると，感覚情報の識別を正しく行えなくなります．ヒトが持っている生存のための感覚処理体系（それは安全か？　危険か？）が，感覚防衛では活性化された体系となります．ある感覚が危険であると感知することで，それによって脅かされていると理解し，怒りや恐怖心を伴う反応をすることがあります．つまり，危険と感じた食べ物を完全に拒否したり，全ての食べ物を恐れるようになったり，いつも食べ慣れている非常に限られた種類の食べ物しか食べなかったり，あるいは食べる前にその食べ物を注意深く調べたりします．こうした場合に無理に食べさせようとすると，泣き叫んだり，吐いたり，口を開けないなどの行動が起こります．

■感覚的過負荷

ヒトはさまざまな感覚情報を調節し，その時点で最も重要な感覚入力の量とタイプを選択する能力を持っています．これをゲートエフェクト（神経学的な門）といいます．しかし感覚情報に対する閾値が低下していると，このゲートエフェクトがうまく働きません．その場合，耳から入ってくる音，体に触れる感覚，視界から入るさまざまな色や形などの情報がまとまりなく次々と入ってくることになり，それらの情報に完全に圧倒され，うまく機能できなくなってしまいます．

このように感覚的過負荷が強い場合には，周囲のことを遮断して対処するために，視線を合わ

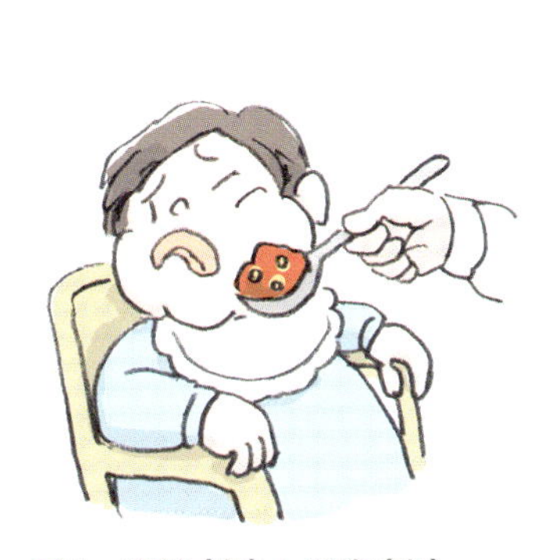
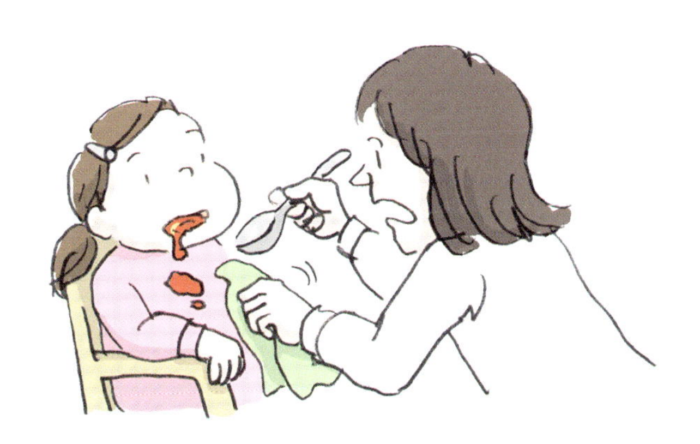

図1　過敏（左）と鈍麻（右）

せなかったり，こちらからのアプローチに対して何の反応も示さなかったりします．また体をゆすったり，手をたたいたり，指しゃぶりをしたりして過負荷を整理しようとします．このような症状が，摂食拒否の状態を引き起こす場合もあります．

2 鈍麻（反応低下・感受性低下）

ある特定の刺激に対して，予期した以上に弱い反応を示します．口腔内の味覚・嗅覚・触圧覚の低下により，口腔運動の低下や食への無関心につながります．また体幹が安定していない子どもでは姿勢の低緊張が鈍麻と関連することもあります．

さらに，服用薬によっては感覚閾値を上昇させる原因にもなります．特に抗てんかん薬を服用している場合や，筋緊張を和らげる目的で用いられるボトックス注射の後には，筋緊張低下とともに感覚の低下がみられることも少なくありません．

3 「過敏」と「鈍麻」に対応するために全身をみましょう

過敏の反応は，必ずしも悪いものばかりではありません．生まれたばかりの新生児は感覚が鋭敏であり，口腔内も過敏性を持っています．たとえば首も座っていない乳児では，固形の食べ物を口に入れられると吸啜は行わず，吐き出します．固形の食べ物をすりつぶし，食塊形成して嚥下するには，舌・下顎・頬・口唇などの口腔諸器官の協調運動が必要ですが，この時期はまだ原始反射である哺乳反射の動きしかできません．したがって，口腔内に入ってきた固形物に対する過敏性が「吐き出す」行為となり，誤嚥や窒息への防御機制になっています[4]．

定型発達児では，哺乳以外に生後2〜3カ月から指しゃぶり，タオルや玩具を口に入れたりなめたりを繰りかえし，さまざまな触覚を経験していきます．このような防御機制は手足や体幹にも備わっており，発達とともに，刺激に対して適応していけるようになります．

一方，重症心身障害児では，長期に渡って保育器に入っていたり，四肢の動きが制限されていたりということで，刺激を十分経験できずに在宅移行する例が多いと思われます．そう考えると，口腔の感覚の特性だけを治そうと思っても難しく，子どもの成長に合わせて，全身からアプローチしなくてはならないことが理解できます．

在宅医療の現場では，訪問リハビリテーションで言語聴覚士や作業療法士，理学療法士などが関与していることが多いので，過敏への対応は歯科だけでの対応ではなく，連携してアプローチしていく必要があります．

なお，過敏と鈍麻に関する脱感作については，p.106〜108をご参照ください．

1) Morris SE, Klein MD．金子芳洋訳．摂食スキルの発達と障害原著第2版　子どもの全体像から考える包括的支援．医歯薬出版，2009．133-135頁
2) 金子芳洋編著．食べる機能の障害．医歯薬出版，1987．56-57，89-91頁．
3) 高井理人，大島昇平，中村光一，八若保孝．在宅人工呼吸器を使用する重症心身障害児に対する訪問歯科診療についての検討．小児歯誌．2017；55(3)：382-389．
4) 坂本龍生，花熊暁編著．入門　新・感覚統合法の理論と実践．学習研究社，1997．111-113頁

COLUMN

小児の口腔内の正常な発育を理解しよう

東京都立小児総合医療センター　小児歯科
小口莉代

重症心身障害児（者）への在宅歯科医療を進めていくときに参考になるのは，基準となる口腔の正常な発達の状況です．障害児（者）においては，歯の萌出時期や順番などが下記の通りに行かない場合があります．しかし，出生から無歯顎期を経て乳歯列期，混合歯列期，そして永久歯列期に至るまで標準的な口腔内の状況を理解することで，他職種や保護者・介護者への説明に役立つことがあります．

以下に，出生から永久歯列期に至るまでの口腔内の特徴的な様子や，乳歯・永久歯の標準的な萌出時期をまとめました．

■ 小児期における口腔の正常発育について

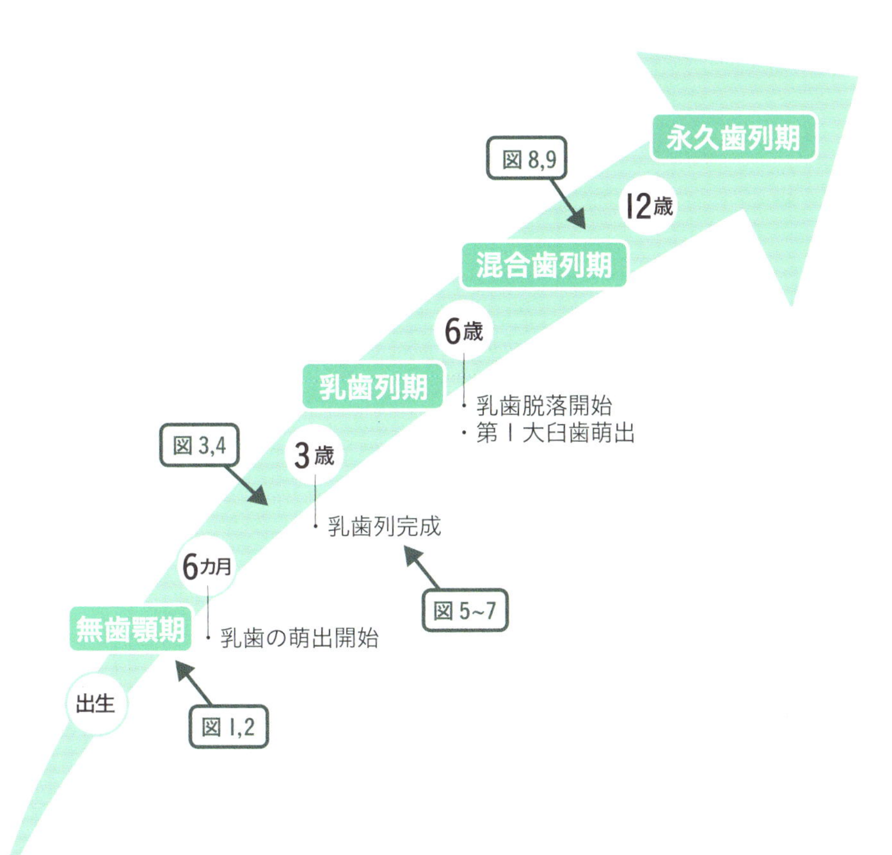

図1　歯の萌出と脱落

無歯顎期

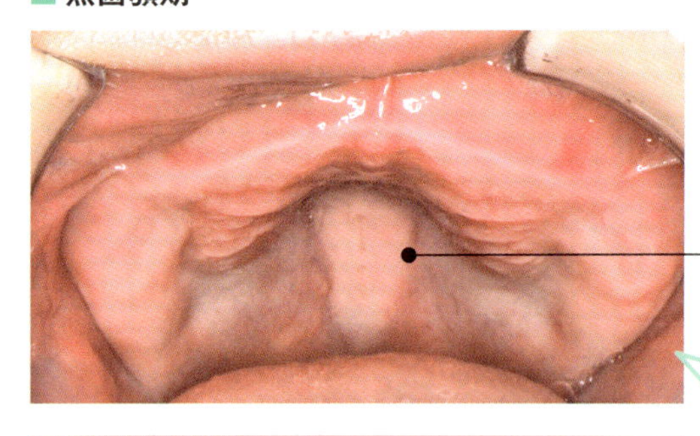

図1
上下顎歯槽堤は臼歯部相当部で接触しており，前歯部には顎間空隙といわれる空隙が認められます

吸綴窩
吸綴中の乳首を安定

吸啜運動のための陰圧形成に有利な形態がみられる

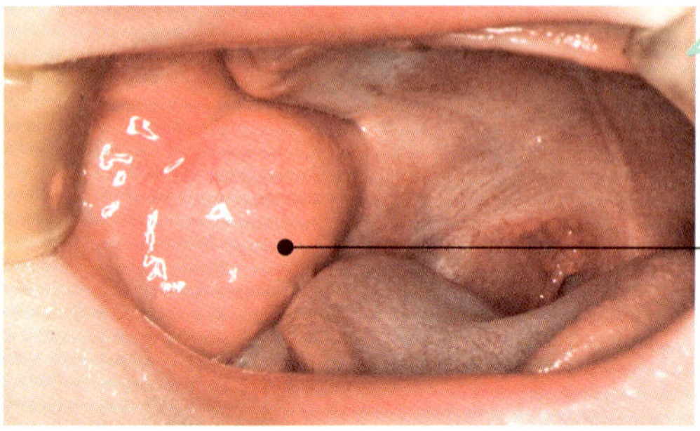

図2

Bichatの脂肪床
厚みのある乳黄色の層

乳歯の萌出開始から乳歯列完成前まで

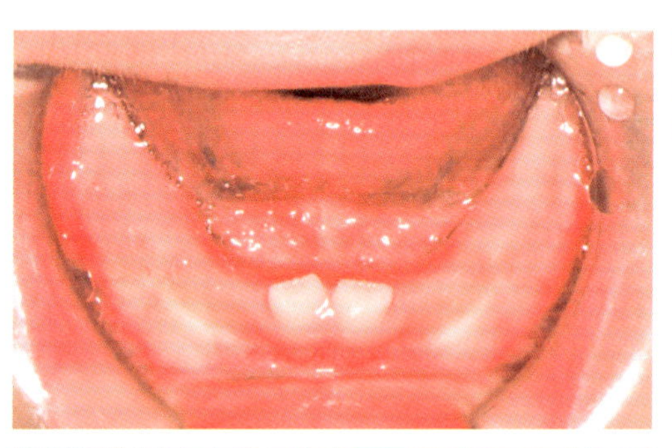

図3
生後6カ月頃から下顎乳中切歯が萌出します

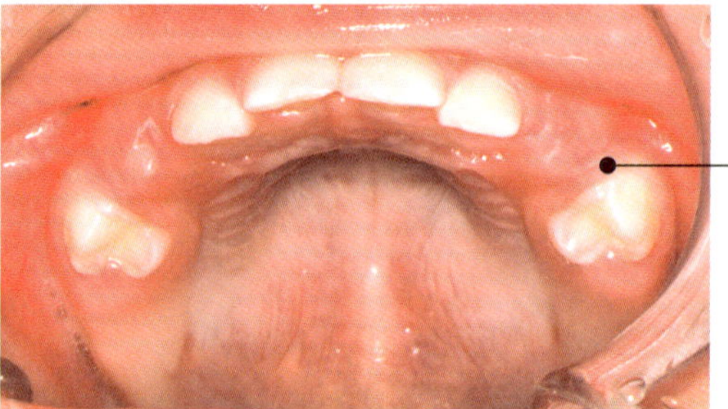

図4

1歳6カ月頃の口腔内
乳犬歯よりも第一乳臼歯が先に萌出します

乳歯列期

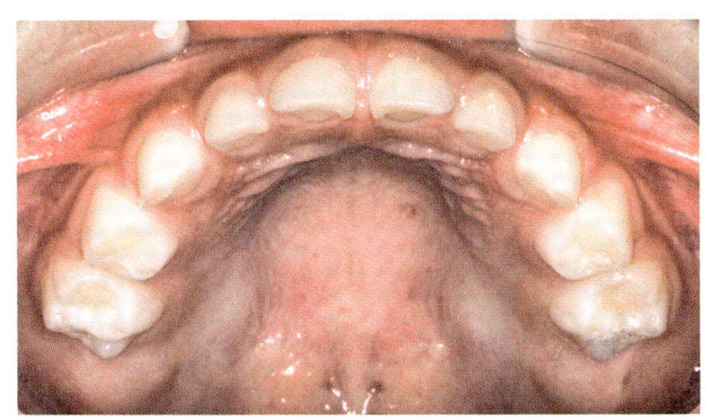

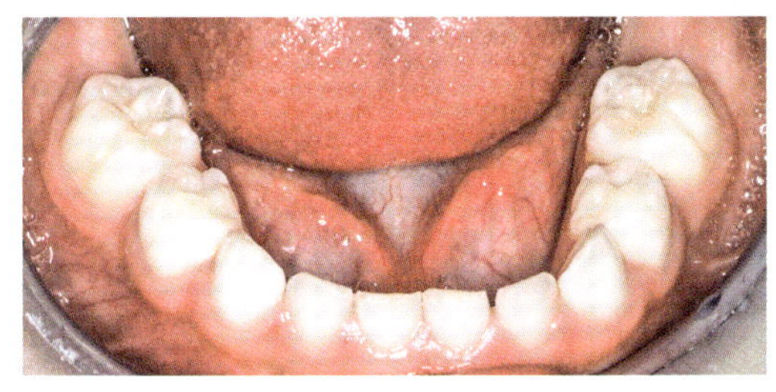

図5，図6
3歳～5歳までは歯列，咬合ともに安定した時期です

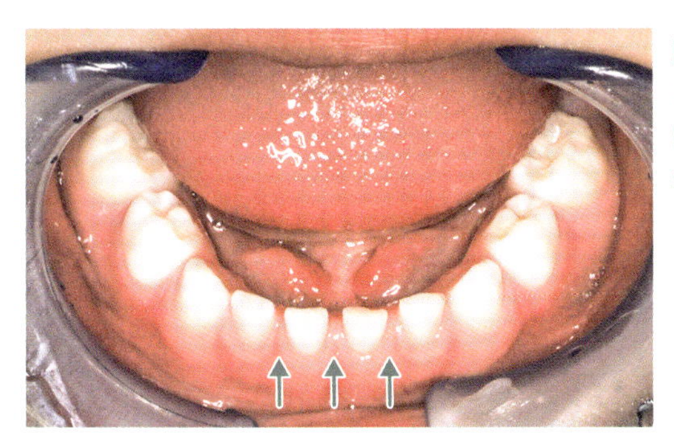

図7
この時期に認められる歯間空隙（矢印）は，永久歯列の配列に利用され生理的なものです

表1　乳歯の萌出時期（日本小児歯科学会，2019）[1]

歯種		男（平均月日）	女（平均月日）
上顎	A	7カ月～　11カ月	7カ月～　11カ月
	B	9カ月～1歳　2カ月	9カ月～1歳　1カ月
	C	1歳2カ月～1歳　8カ月	1歳3カ月～1歳　9カ月
	D	1歳1カ月～1歳　7カ月	1歳1カ月～1歳　7カ月
	E	2歳0カ月～2歳11カ月	2歳1カ月～2歳10カ月
下顎	A	5カ月～　9カ月	6カ月～　9カ月
	B	9カ月～1歳　3カ月	9カ月～1歳　2カ月
	C	1歳2カ月～1歳　9カ月	1歳4カ月～1歳　9カ月
	D	1歳1カ月～1歳　6カ月	1歳1カ月～1歳　7カ月
	E	1歳11カ月～2歳　7カ月	1歳11カ月～2歳　7カ月

■混合歯列期

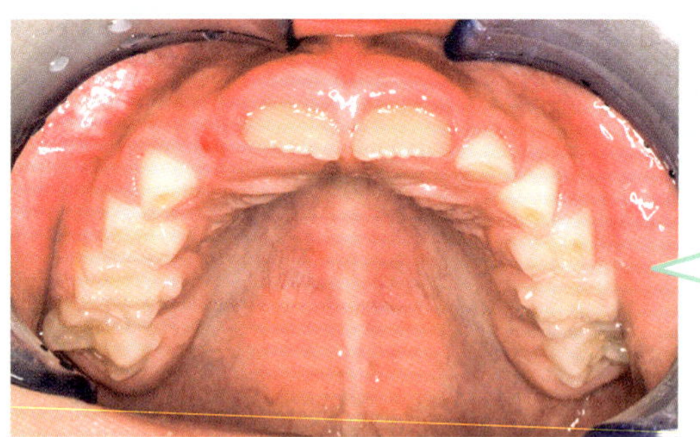

図8
７歳～８歳頃に正中離開がみられることがあります

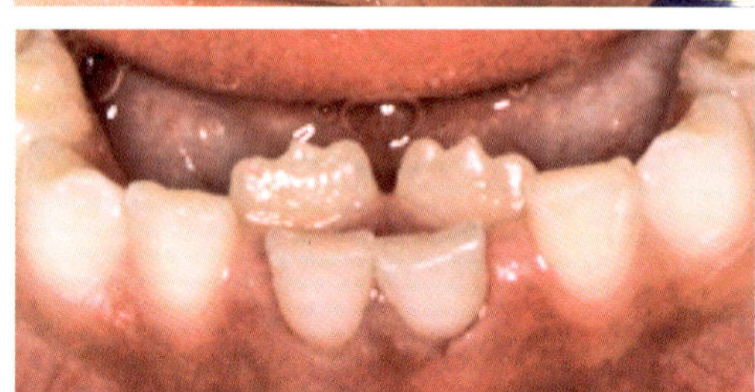

図9
下顎前歯部の二重歯列.
下顎切歯は下顎乳切歯の舌側から萌出します

表2　永久歯の萌出時期（日本小児歯科学会，1988）[2]

歯種		男（平均月日）	女（平均月日）
上顎	1	7歳　3カ月	7歳　0カ月
	2	8歳　5カ月	8歳　0カ月
	3	10歳 10カ月	10歳　2カ月
	4	10歳　0カ月	9歳　4カ月
	5	11歳　1カ月	10歳　7カ月
	6	6歳　8カ月	6歳　7カ月
	7	13歳　3カ月	12歳　9カ月
	8	17歳　4カ月	17歳　8カ月
下顎	1	6歳　3カ月	6歳　1カ月
	2	7歳　3カ月	7歳　0カ月
	3	10歳　2カ月	9歳　3カ月
	4	10歳　2カ月	9歳　7カ月
	5	11歳　4カ月	10歳　9カ月
	6	6歳　5カ月	6歳　2カ月
	7	12歳　5カ月	11歳　8カ月
	8	17歳　8カ月	17歳　5カ月

1）日本小児歯科学会，有田憲司，阿部洋子，ほか．日本人小児における乳歯・永久歯の萌出時期に関する調査研究II-その1. 乳歯について．小児歯誌．2019；57(1)：45-53.
2）日本小児歯科学会．日本人小児における乳歯・永久歯の萌出時期に関する調査研究．小児歯誌．1988；26(1)：1-18.

■ **症例**

初 診 時：5歳9カ月，男児

基礎疾患：心室中隔欠損症，自閉症，軽度精神遅滞

主　　訴：前歯が裏から生えてきた

・児の発達特性により抑制下での処置になること，食事時の疼痛などもなく日常生活に支障がないことから，ご家族のご希望もあり乳中切歯の自然脱落を待ちました（**図10〜12**）．

・初診時から約6カ月後（6歳4カ月），下顎右側乳中切歯の自然脱落を認めました（**図13**）．それからさらに半年後（7歳1カ月）には下顎左側乳中切歯の脱落を認めました（**図14**）．

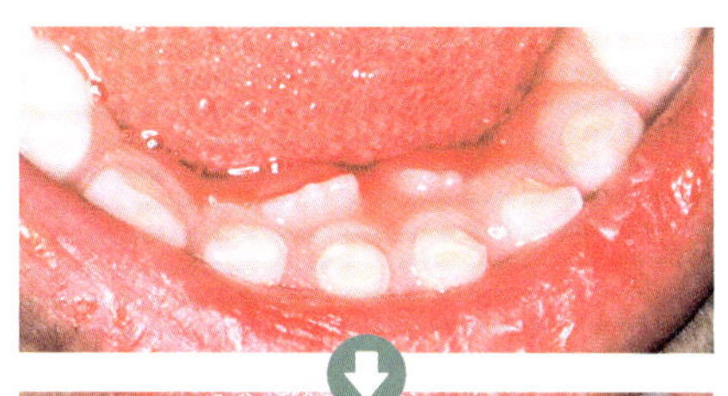

図10　初診時（5歳9カ月）

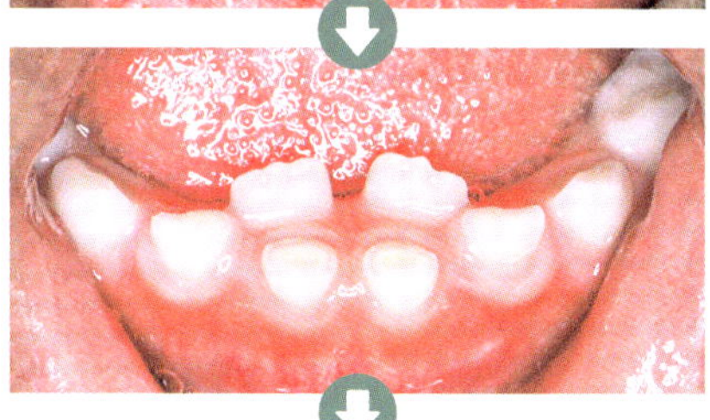

図11　6歳1カ月

下顎中切歯の歯冠部1/3以上を認めます

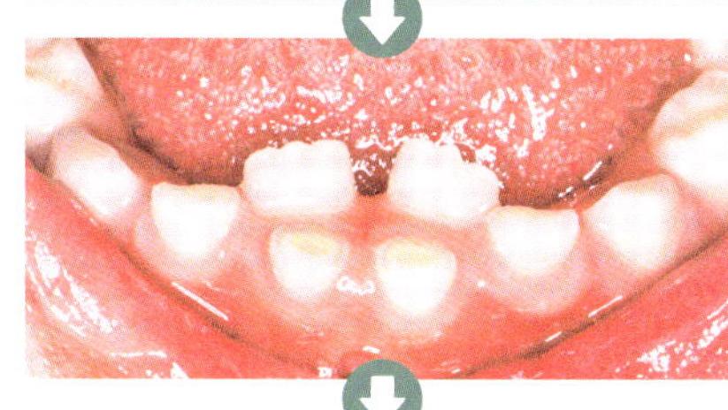

図12　6歳3カ月

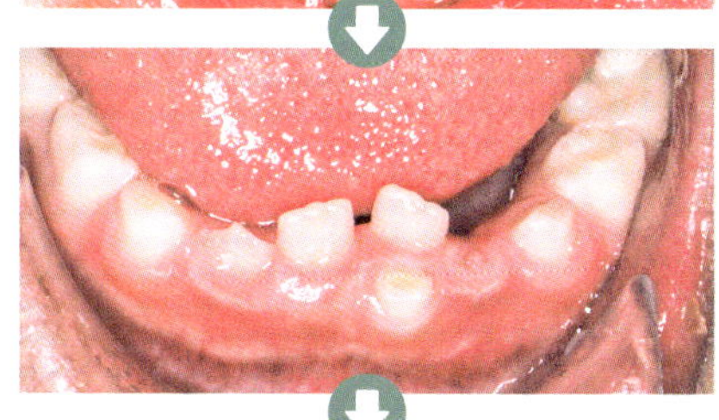

図13　6歳4カ月

下顎右側乳中切歯の脱落を認め，下顎左側乳中切歯の動揺度は中程度でした．

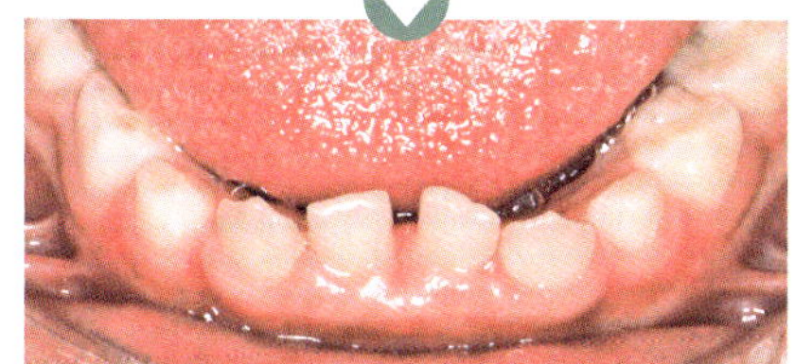

図14　7歳1カ月

下顎左側乳中切歯も自然脱落

COLUMN

小児のバイタルサインと正常な発達

日本歯科大学附属病院　口腔リハビリテーション科
高橋賢晃

本稿では，小児のバイタルサインと身体の正常な発達を解説します．どちらも，在宅重症児を理解し，診療を進めていくうえで必ず知っておきたい事項です．とりわけ，バイタルサインは診療の可否を判断するうえで重要です（p.89参照）．また，他職種や保護者・介護者と情報を共有したり，今後のケアの方針を決めたりしていくための共通の話題でもあります．

■バイタルサイン

バイタルサインは生命徴候であり，その正常値を理解することは異変に対する早期発見・早期対応のために大切です．小児の場合，呼吸数，心拍数は成長とともに少なくなっていくのが特徴ですが（**表1**），障害児者においては個人によって数値が異なるため，日頃から平常時の状態を観察し，比較することが重要といえます．

表1　新生児〜青年期のバイタルサイン

年齢		呼吸数（/分）	心拍数（/分）	血圧（/分）
新生児	生後28日以内	40〜50	140	75/90
乳　児	生後1年以内	35	120	90/60
幼　児	生後1〜6年	25	110	100/65
学　童	生後6〜12年	20	90	110/70
青　年	生後12年以降	18	80	115/75

■APGERスコア

出生直後の新生児の健康状態（新生児仮死の程度）を評価しています（**表2**）．よって，スコア0は，生命反応が確認できないことを示しますが，スコアが0点で出生したとしてもその後の蘇生術により救命し回復するケースもあります．皮膚色，心拍数，呼吸は循環，呼吸不全の指標となり，反射，緊張は中枢神経系の指標となります．新生児の長期予後に関しては，1分値より，5分値のほうが神経学的後遺症のより確かな指標になるといわれています[5)]．早産児は身体機能，肺機能が未熟なためスコアが低値になります．

表2　APGERスコア

	0点	1点	2点
皮膚の色	蒼白	チアノーゼ	全身ピンク
心拍数	ない	100以下	100以上
刺激への反射	なし	顔をしかめる	元気に泣く
筋肉の緊張	だらんとする	少し四肢を曲げる	活発
呼吸	ない	浅く不規則	深く規則的

生後1分と5分で評価を行い，合計点で判断する
0〜2点：第2度仮死，3〜6点：第1度仮死，7点以上：正常

新生児の分類

新生児の分類は，出生時の体重による分類（**表3A**）と在胎週数による分類（**表3B**），さらに在胎週数に相当する身長・体重を利用した分類があります（**表3C**）．これは，新生児の身体の未成熟性には在胎週数が関連し，低体重児であっても早産か正期産かで身体の成熟度が異なるためです．また，低出生体重児の中でも1,000g未満で出生した新生児は脳性麻痺，知的障害を合併している割合が高いため，高度な医療的ケアを必要とし，保健医療機関による連携したフォローアップが必要であるとされています[2]．

SGA児であってもその後の成長過程において通常児の身長，体重に追いついてきます（キャッチアップ現象）．しかし，SGA児は，AGA児と比較してキャッチアップ率は少ないです．また，SGA児の約10%で身長のキャッチアップが見られないとの報告もあります[5]．

表3　新生児の区分

A　生下時体重による区分	
高出生体重児	4,000g以上
正期出生体重児	2,500g以上
低出生体重児	2,500g未満
極小未熟児	1,500g未満
超未熟児	1,000g未満
B　在胎週数による区分	
後期早産児	在胎34～37週未満
早期産児	在胎37週未満
正期産児	在胎37～42週
過期産児	在胎42週以上
C　在胎週数に応じた身体の大きさからの区分	
SGA (small for gestational age) SFD (small for dates)	身長も体重も10%タイル未満
AGA (appropriate for gestational age) AFD (appropriate for gestational dates)	身長も体重も10%タイル以上90%タイル未満
LGA (large for gestational age) LFD (large for dates)	身長も体重も90%タイル以上

成長曲線

成長曲線は，各年齢で子どもの身長と体重が全体のなかでどのあたりに位置しているかをみる目安です（**図1，2**）．±2SDの間には95%の子どもが含まれることを意味しています．よって，±2SDから外れたからといって問題があるわけではありません．重要なことは，どの位置にいるかを確認し，その子なりの成長をしているかどうかをみることが大切になります．つまり，曲線から外れていたとしても，カーブに沿って発育していることが大切になります．

1）互林達比古．新生児の診察方法．日産婦誌．2009；61（11）：N555.
2）豊田ゆかり，矢野　薫，長尾秀夫．低出生体重児の発達と支援の現状（総説）．愛媛県立医療技術大学紀要．2015；12（1）：1-8.
3）Itabashi K, Mishina J, Tada H, et al. Longitudinal follow-up of height up to five years of age in infants born preterm small for gestational age；comparison to full-term small for gestational age infants. Early Hum Dev. 2007；83（5）：327-333.

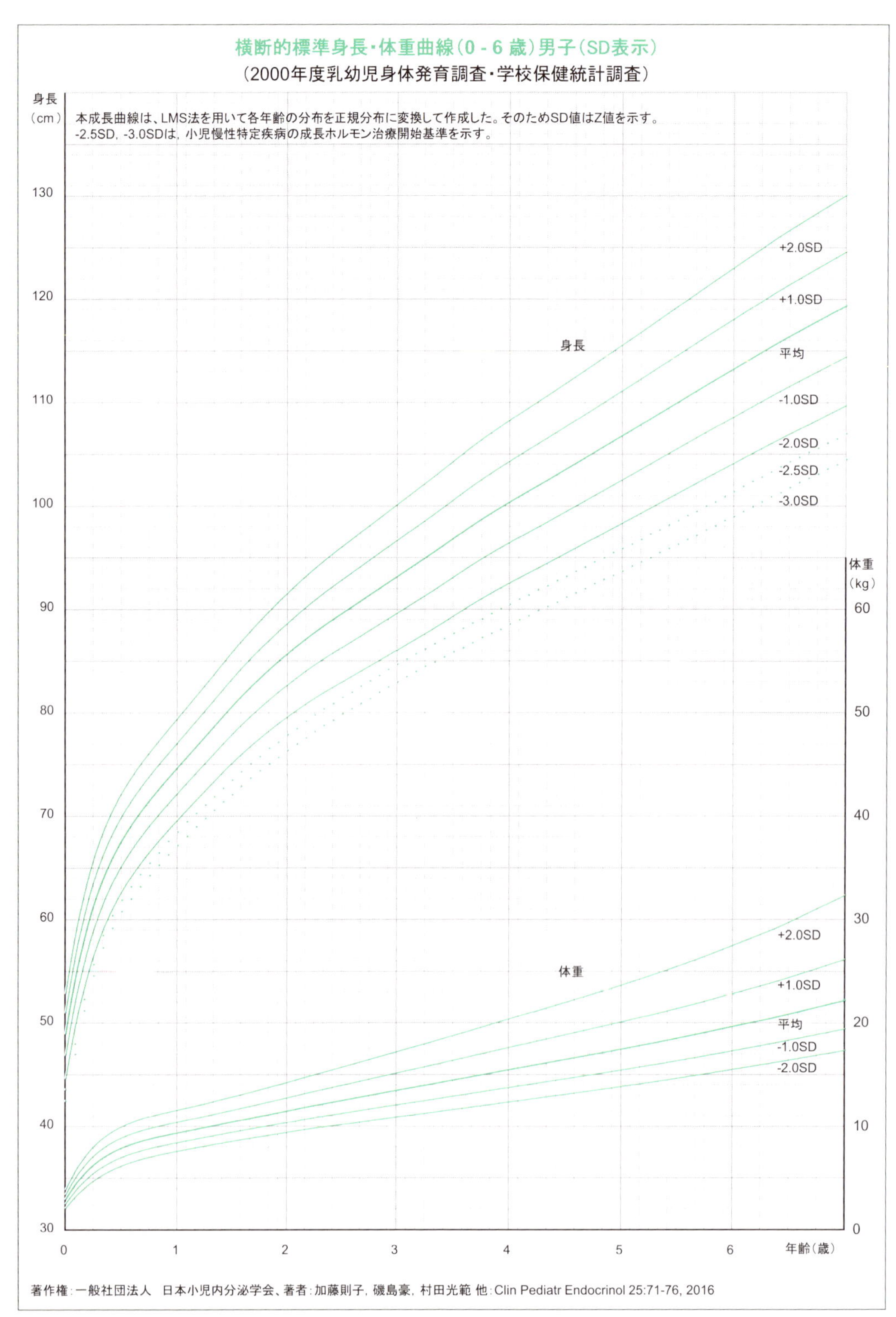
横断的標準身長・体重曲線（0 - 6 歳）男子（SD表示）
（2000年度乳幼児身体発育調査・学校保健統計調査）
身長（cm）
本成長曲線は、LMS法を用いて各年齢の分布を正規分布に変換して作成した。そのためSD値はZ値を示す。
-2.5SD, -3.0SDは, 小児慢性特定疾病の成長ホルモン治療開始基準を示す。
130
120
110
100
90
80
70
60
50
40
30
身長
+2.0SD
+1.0SD
平均
-1.0SD
-2.0SD
-2.5SD
-3.0SD
体重（kg）
60
50
40
30
20
10
0
体重
+2.0SD
+1.0SD
平均
-1.0SD
-2.0SD
0
1
2
3
4
5
6
年齢（歳）
著作権：一般社団法人　日本小児内分泌学会、著者：加藤則子, 磯島豪, 村田光範 他：Clin Pediatr Endocrinol 25:71-76, 2016

図1　成長曲線（男子）

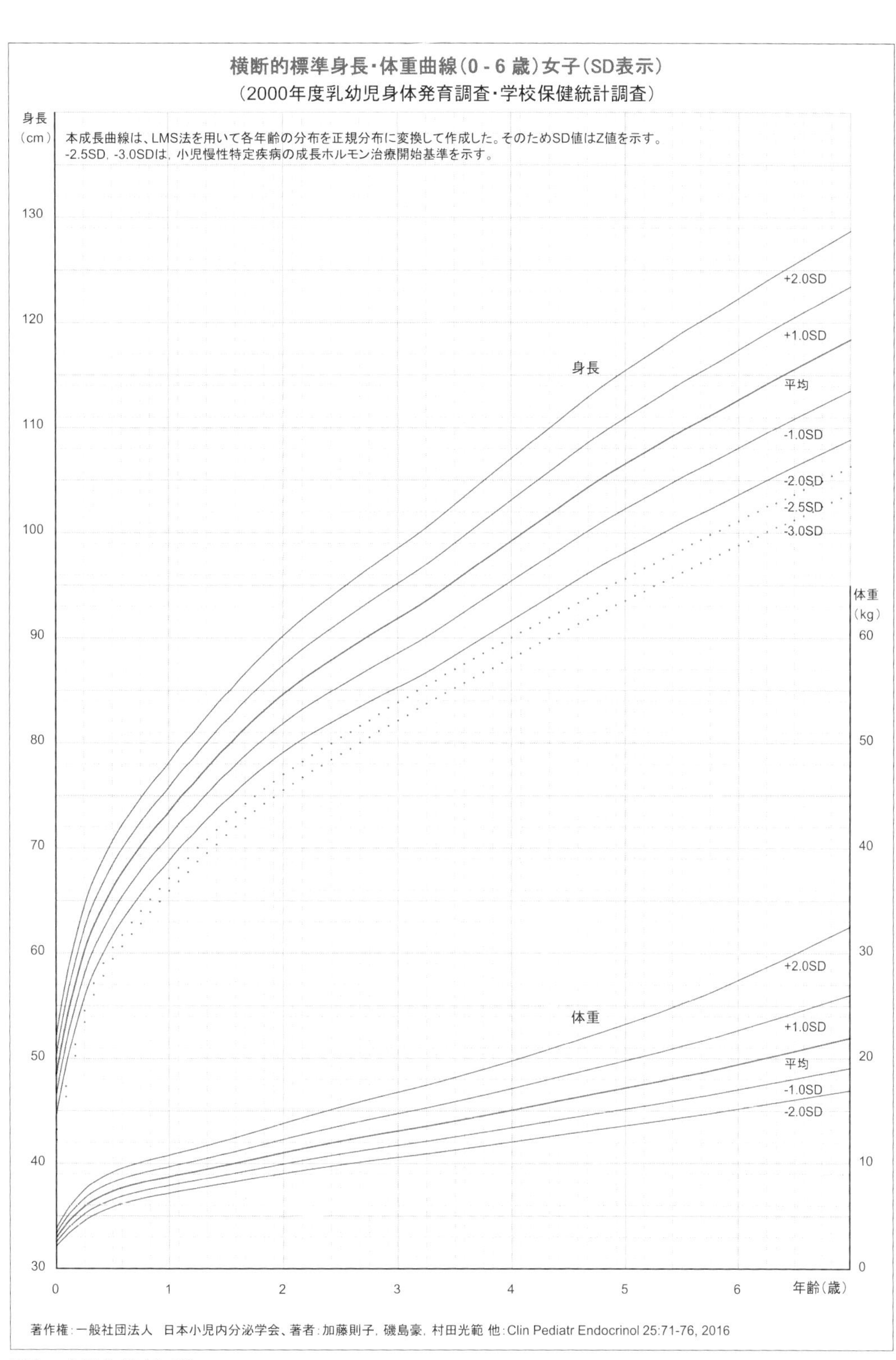

横断的標準身長・体重曲線（0 - 6 歳）女子（SD表示）
（2000年度乳幼児身体発育調査・学校保健統計調査）
身長
（cm）
本成長曲線は、LMS法を用いて各年齢の分布を正規分布に変換して作成した。そのためSD値はZ値を示す。
-2.5SD, -3.0SDは，小児慢性特定疾病の成長ホルモン治療開始基準を示す。
130
120
110
100
90
80
70
60
50
40
30
身長
+2.0SD
+1.0SD
平均
-1.0SD
-2.0SD
-2.5SD
-3.0SD
体重
（kg）
60
50
40
30
20
10
0
体重
+2.0SD
+1.0SD
平均
-1.0SD
-2.0SD
0
1
2
3
4
5
6
年齢（歳）
著作権：一般社団法人　日本小児内分泌学会、著者：加藤則子，磯島豪，村田光範 他：Clin Pediatr Endocrinol 25:71-76, 2016

図2　成長曲線（女子）

2 診療までの流れ

❶ 歯科訪問診療をするための準備

東京都立小児総合医療センター　看護部看護科（歯科衛生士）
鈴木厚子

重症心身障害児（者）は一人ひとりの病態や障害の程度，注意すべき点に個別性があるため，まずは必要最小限の情報を収集してから，一人ひとりに合わせた歯科訪問診療の準備が必要となります．本稿では，歯科訪問診療を行ううえでの基本と，個別性に対応するためのコツをご紹介します．

1 重症児に対して歯科訪問診療を行う際に用意する物品

訪問に必要な物品は，安全面と衛生面に配慮したうえで携帯できる物品を揃えます．まずは，口腔内診査と口腔ケアを行うことを想定して，用意する物品例を**表1**にまとめました．重症児（者）は感染症（特に呼吸器感染症）に罹患しやすいことから，感染予防には十分な注意を払う必要があります．口腔内診査や口腔ケアでは，一人ひとり必要なものが異なるため，個別に物品を準備して持参します．

家族にとっては，歯科医療従事者は生活する場に伺う訪問者です．在宅重症児のお宅に伺った際には，

- **ご家庭のどの場所で口腔内診査や口腔ケア等を行ったらよいか**
- **持参した使用物品はどこで準備したらよいか**
- **どのような体勢で行うのがよいか**

といった内容を家族に確認し，環境を整えてから歯科診療を始めます．生活物品を移動させるときにも必ず了承を得て，終了後はすみやかに元の状態に戻すなど，家族への配慮が必要です．

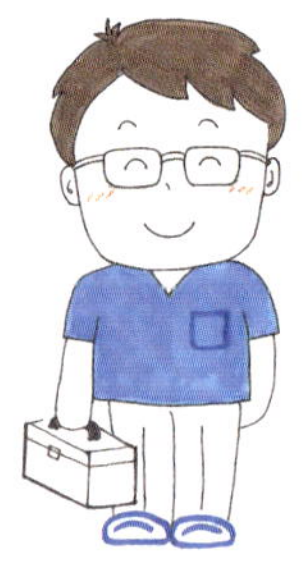

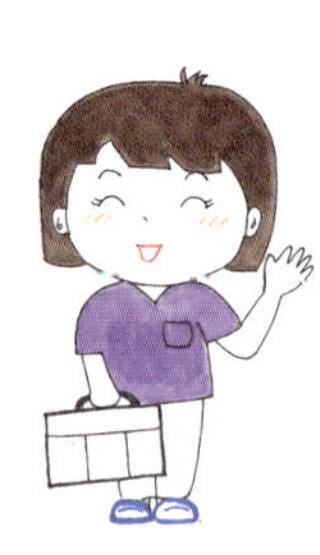

表1　訪問に必要な物品

項　目	物　品
感染予防策	マスク，グローブ，フェイスシールド（またはゴーグル），アルコール擦式消毒液など
口腔内診査	ミラー，探針，ピンセット，ペンライト，ペーパートレー，デジタルカメラなど
口腔ケア	歯ブラシ※，口腔ケアスポンジ，デンタルフロス，口腔保湿剤，開口補助用具，歯面研磨用物品，口腔ケアティッシュ，歯磨剤，フッ素配合ジェルなど
全身管理	非接触体温計，吸引器※，パルスオキシメーター※，血圧計※，聴診器など
書類	問診票，カルテ，アセスメント票など

（※ご家庭にあるもので代用可能）

2 体調の見極め方

重症児（者）は環境の変化に対して適応力の幅が狭いことが多く，気温や気圧，湿度など周囲のわずかな外的変化にもうまく対応ができず，ささいなストレスでも体調を崩すことがあります．たとえば，台風のくる前後の気圧差，入浴前後の気温差，受診や課外活動，普段と違う行動後の疲労などにも影響されます．生命兆候としてのバイタルサインは，血圧，脈拍，呼吸，体温という数値で表わされるため，客観的な指標となります．まずはバイタルサインの変化を観察して，小さな反応も見逃さない洞察力が必要です（p.84参照）．

訪問時には家族にその日の健康状態を必ず確認し，体調不良の場合は，診療内容を変更して無理をしないことが大切です．

1 全身状態と体温

自分自身で体調不良を訴えることができない重症児（者）の全身状態は，表情や顔色，発汗やチアノーゼの有無，呼吸状態などで観察します．いつも通り元気なのか，まずは声かけに対する反応を見て，意識状態を確認します．生理的機能の発達が未熟で，体温調節がうまくできない重症児（者）は，環境温度に体温が影響されるため，寒ければ36℃以下の低体温に，暑ければ高体温になることがあります．日頃の体温との比較が重要です．

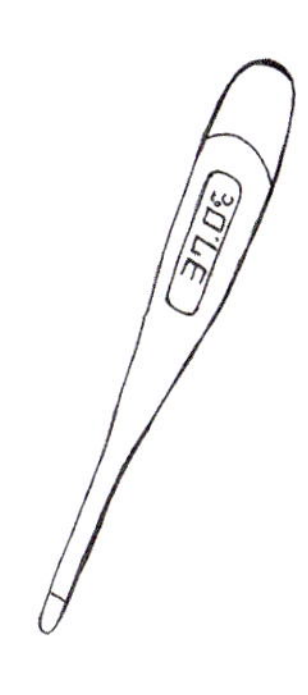

2 呼吸数と心拍数

小児のバイタルサインは成人とは異なり，年齢（月齢）によって呼吸数，心拍数，血圧の基準値が大きく変化します[1]．小児の呼吸数や心拍数は，体動や啼泣（ていきゅう），情動によっても大きく変化することにも留意し，単なる数値的評価だけでなく，呼吸努力症状や末梢循環不全症状などと合わせて，常に総合的に評価することが重要です[2]．成長発達に伴い，呼吸数と心拍数はどのように変化するのかを把握しておくことが必要です．

3 呼吸状態

呼吸に問題がある障害児（者）は，**表2**のような呼吸不全の徴候が見られます．重症児（者）にとって，呼吸状態を表すパルスオキシメーター*は生活の必需品になっています．

日頃から酸素飽和度が低い重症児（者）は，90%以下の数値を示すことがあります．酸素療法が必要かどうかは，酸素飽和度の値だけでなく，呼吸困難の程度や心拍数などから総合的に判断

表2　呼吸状態の観察

呼吸をするときに苦しそうな様子
喘鳴（ぜいめい）：ヒューヒュー，ゼイゼイ，ゼロゼロ
頻呼吸：呼吸が早く浅い
努力呼吸：鼻翼がひくひく，胸骨上部や肋骨下が陥没呼吸，下顎呼吸
口唇や爪のチアノーゼ（皮膚・粘膜が青紫色に変化する症状）

されます．呼吸状態は一人ひとり異なるため，日頃の酸素飽和度の変動範囲を知って比較することが重要です．

＊パルスオキシメーター

パルスオキシメーターは，動脈血を流れるヘモグロビンがどのくらいの割合で酸素と結合しているのかを計測する装置で，酸素飽和度（SpO_2）と脈拍数が表示されます．赤血球内部に存在するタンパク質のヘモグロビンは，酸素と結合することによって酸素を全身に運びます．

子どもも大人も健常者であれば，正常値は96〜99％の間におさまります．もし正常値以下，特に90％以下になってしまった場合には，何らかの原因によって呼吸不全に陥っている可能性が高いとされています．

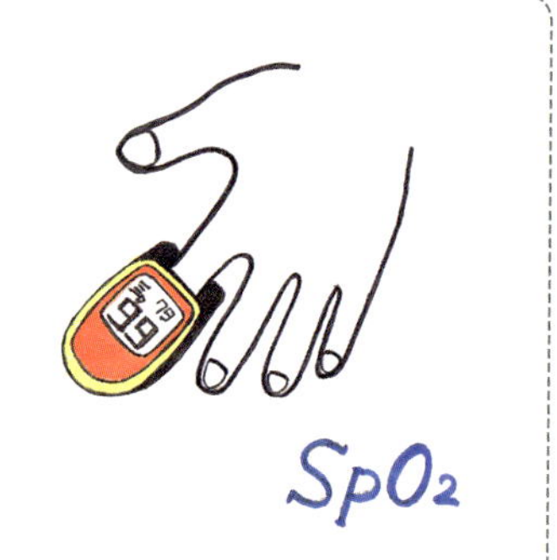

3 呼吸と嚥下に対応した姿勢

重症児（者）は多くの要因が複合して呼吸の障害をきたしているため，呼吸のための姿勢の調整は大変重要なことです．

一般的に呼吸や嚥下に適した姿勢を**図1**に示します．頸部が反り返って誤嚥しやすい姿勢（A）に対して，姿勢（B）はリラックスできる姿勢です．車椅子で座位が保てる場合には，頸部が後ろに傾かないように注意が必要です．座位が保てない場合は，上半身が30〜60°になるようにベッドの背もたれを上げ（ギャッチアップ），頭部には枕やクッションを入れて首に角度をつけます[3]．あるいは，唾液を誤嚥させないように，横向きの姿勢（側臥位）や仰向けの姿勢（背臥位）のまま少し頭部を横向きにして対応します．

口腔内診査や口腔ケアを始める前には，上記のような呼吸や嚥下に十分な注意を払った姿勢になるよう，調整が必要です（**図2**）．理学療法士や作業療法士等から家族が姿勢のケアを受けているなら，家族に適した姿勢を作ってもらうとよいでしょう．リラックスできる姿勢は，一人ひとり異なります．歯科医療を受けるときにはリラックスした姿勢であることが，患者本人とその家族に安心感をもたらします．

4 情報の集め方

1 患者と家族の情報

訪問時にはまず，「普段の様子と比較して変わりはないか」ということを家族に尋ねます．子どもの普段の様子をよく知っている家族は，機嫌や食欲，活気，泣き方，入眠などから“いつもと違う”というわずかな変化に気づくことがあるからです．重症心身障害をもっているために，筋緊張が強くなる，発熱しやすい，感染しやすい，誤嚥しやすいなど，少しの刺激でも体調不良は引き起こされます．歯科医療従事者は家族の想い，体験，考えを聴いて体調を見極め，全身状態の評価をします．

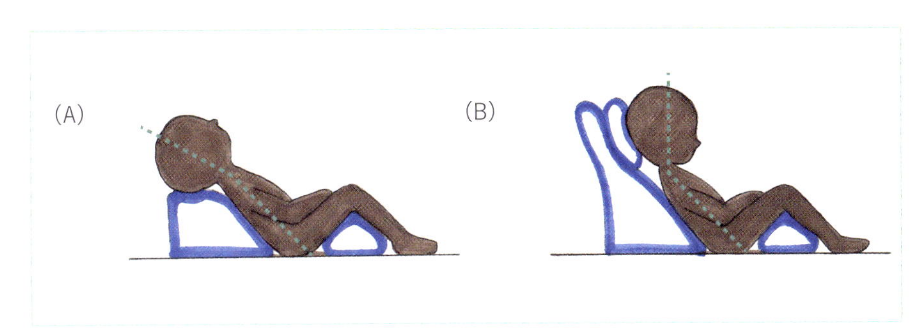

図1　姿勢の例
姿勢(A)は誤嚥しやすい姿勢です．
姿勢(B)は呼吸を安定させ，緊張をコントロールできます．嚥下しやすい姿勢です．

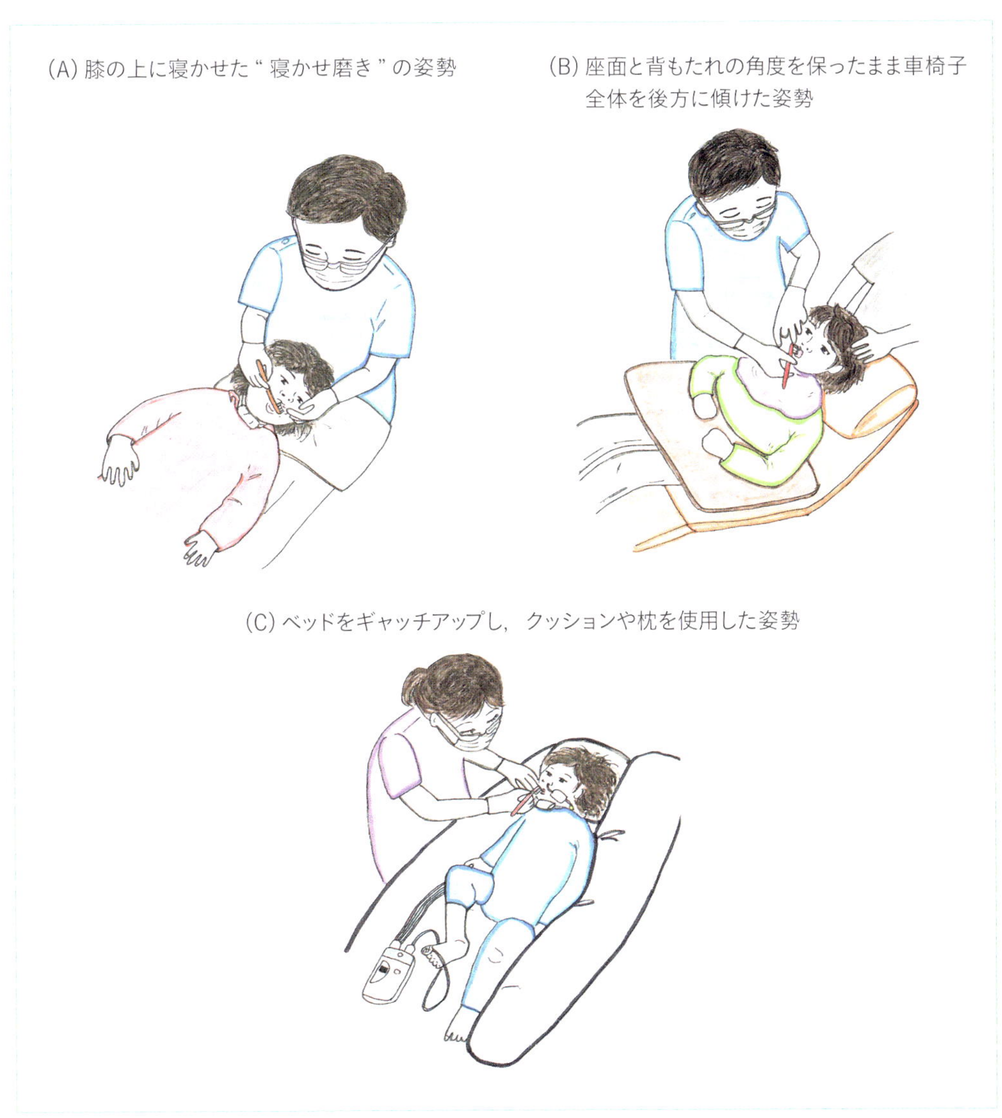

図2　リラックスした姿勢と口腔ケア

口腔内は診察に加えて，口腔ケアができるようであれば，

- **歯ブラシや口腔スポンジに対する“快・不快”**
- **歯みがきジェルやフッ化物ペーストの味覚に対する“好き・嫌い”**
- **他者の働きかけに対する“喜怒哀楽”**

これらの表出を観察します．重症児（者）と直接触れ合って得られる情報は，その後の対応の参考になります．

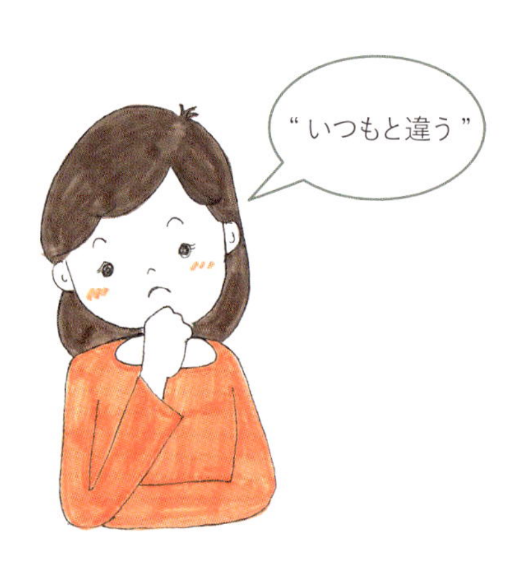

2 小児在宅医療に関わる他職種からの情報

重症児（者）には，複数の医師をはじめ多職種が関わっています．他職種からの情報において，希少な疾患名や馴染みのない専門用語，略語が使われることがあるため，わからない場合は主治医や在宅医に確認して，重症児（者）への理解を深めることが大切です．

小児在宅歯科医療を進めるにあたっては，歯科の後方支援病院や主治医，在宅医との連絡および相談は大変重要となります．できれば顔の見える関係性を築き，いつでも相談できる体制をとっておきたいものです．このことは，家族や歯科医療従事者にとっても安心感が得られます．さらに，多職種からのさまざまな情報によって，重症児（者）とその家族に合わせた歯科医療を提供することができ，小児在宅歯科医療の質が高められます．

5 おわりに

地域の歯科医療従事者は，重症児（者）の個別性を理解したうえで多職種と連携し，口腔内の管理と口腔ケアを中心とした歯科医療を提供していきます．小児在宅歯科医療は，重症児（者）とその家族に対して，口腔の健康を維持し在宅生活を支える歯科医療となります．

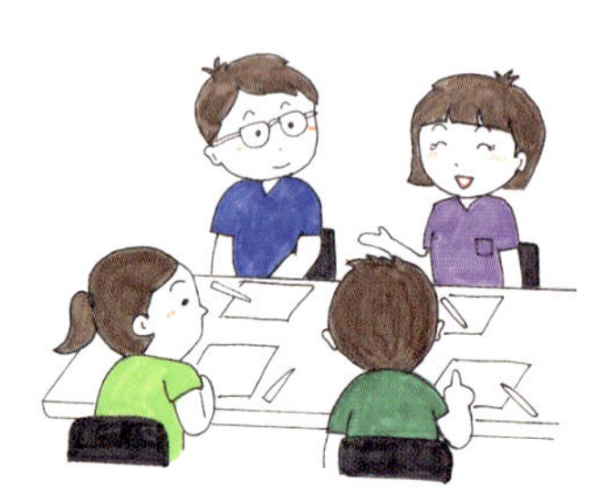

1） 志馬伸朗，問田千晶，橋本 悟．小児ICUマニュアル 改訂第6版．永井書店．2012，350頁．
2） 日本蘇生協議会ガイドライン作成委員会．JRC蘇生ガイドライン2015オンライン版，第3章小児の蘇生（PLS）．2015．www.japanresuscitationcouncil.org/wp-content/uploads/2016/04/6f3eb900600bc2bdf95fdce0d37ee1b5.pdf
3） 岩永千秋監修，国立病院機構福岡病院看護ガイドライン作成委員会．重症心身障害看護・介護ガイドライン 第2版．協和企画，2013，92-93頁．

一般的な診療・ケアのコツ

1 口腔内診査の方法

社会福祉法人鶴風会　東京小児療育病院　歯科
小坂美樹

1 口腔内診査を行う前に

重症心身障害児（者）を診察をするときには口だけをみるのではなく，身体全体，顔をよく見てから，「口のなかをみせてくださいね」と声をかけて触れましょう．声かけに対する反応がなくても，こちらが話していることはわかっていることが多いです．

車椅子に乗っているのか，ベッドに寝ているのか，今日はニコニコしている，ゼロゼロしていて苦しそう，覚醒状態はどうか，SpO_2モニターの測定値はどうか，など，身体全体を観察して得られる情報はたくさんあります．また，家族に「今日の体調はいかがですか？」とたずねてみましょう．発作が多い，痰が多いなど，いつもと違った様子があれば，短時間のケアで終了とします．

2 重症児（者）の開口方法

重症児（者）では，開口の指示が理解できないことが多く，診察するにはこちらでまず開口する必要があります．

1 開口させるときの注意事項

ケアを行う前に，まず姿勢を整えます．姿勢によって開口のしやすさが変わってきます．緊張せずに開口しやすく，誤嚥をしにくい姿勢に設定します．重症児（者）の体型は側彎や緊張の度合いで個人差が多いため，家族と相談して姿勢を決めるとよいでしょう．

ミラーを突然口腔内に入れると，本人が驚いて強く咬んだりすることがあり，危険です．指を使って口唇を排除しながら口腔内全体を見渡すようにします．その際，咬合面より内側に指は入れないようにしましょう．

■歯磨きに慣れていて，開口しやすい場合

歯ブラシを見せると歯磨きをすることを理解して口を開けてくれることがあります．しっかり吸引をして，口腔内全体をみてからケアを行いましょう．

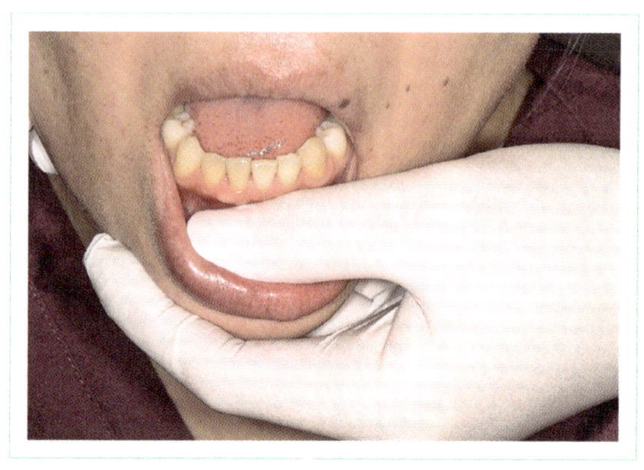

図1　下顎を術者かアシスタントの手指で保持し，親指の腹を口腔前庭に置き，押し下げることで開口ができる

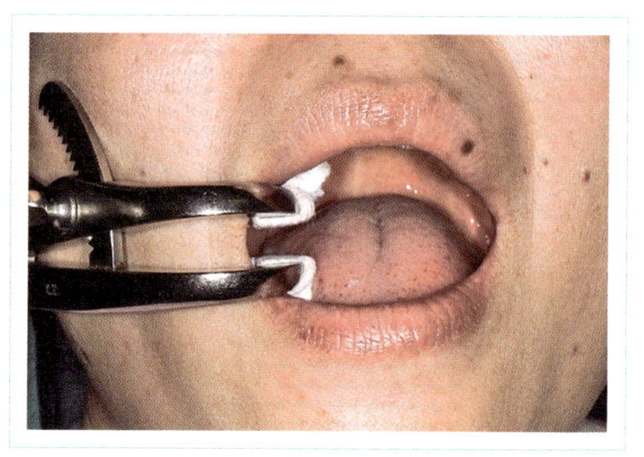

図2　開口器の使い方．しっかりと臼歯部に咬ませる

■自分から開口しない場合

緊張が強くないが自分から口を開けない場合は，指の腹を下顎の口腔前庭に置き，押し下げるようにすると開口できます（**図1**）．下顎を左手で保持しながら（もしくはアシスタントに保持してもらって）ケアを行いましょう．この時もしっかり吸引し，適宜休憩しながら行いましょう．

■緊張が強く開口が難しい・咬んでしまう場合

緊張がとても強い場合は，**図1**の方法で下顎を強めに押し下げる，指を下顎の最後臼歯後方において開口させる，歯ブラシを下顎の臼歯部の舌側に入れ込む，上顎臼歯部の口蓋側を磨くなど，人それぞれのポイントがあり，経験と，患者と術者のタイミングが重要です．歯列の内側に歯ブラシや吸引を挿入させる場合は急に咬んで割れたり，歯が脱臼したりすることがあるので，注意が必要です．緊張が強い場合は，開口時に呼吸も停止していることが多いので，なるべく短時間ケアを行い，休憩を挟みます．あまり緊張が強い場合は，しっかり口腔を観察することは難しいかもしれません．しかし，何度か診ていくうちに口腔内を観察できるようになってきます．はじめから術者が頑張りすぎると余計に患児も緊張するので，余裕をもって診察しましょう．

■開口しすぎる場合（過開口）

開口しようとすると，余計に緊張して過開口となり，呼吸停止，むせ，嘔吐が見られる重症児（者）もいます．過開口のまま，診療は続けないようにしましょう．

開口させるときの要領で下顎を持ち，開口しすぎないように，閉じるように力を加え，丁度良い開口量に保持しましょう．開口器を使ってちょうどよい開口量をつくり，下顎を押し上げて術者側で調整する場合もあります．

■開口器の使用について

歯科治療で持続した開口が必要な場合，開口器を用いることがあります．開口器を咬ませるとびっくりして余計に緊張し，咬みこむことがあるため，プラスチックやゴムなどの開口器は壊れてしまうかもしれません．開口器は臼歯部で咬ませるようにします（**図2**）．前歯部で咬むと歯が脱臼することがあります（**図3**）．また，口唇を巻き込まないように注意しましょう（**図4**）．開口器を使用する際は必ず術者かアシスタントが開口器を保持しておきます．開口した後は呼吸ができているかどうかを確認します．開口しているときは嚥下が困難になるため，唾液をよく吸引しましょう．開口器を使用しているときはなるべく短時間で処置を終えるようにしましょう．

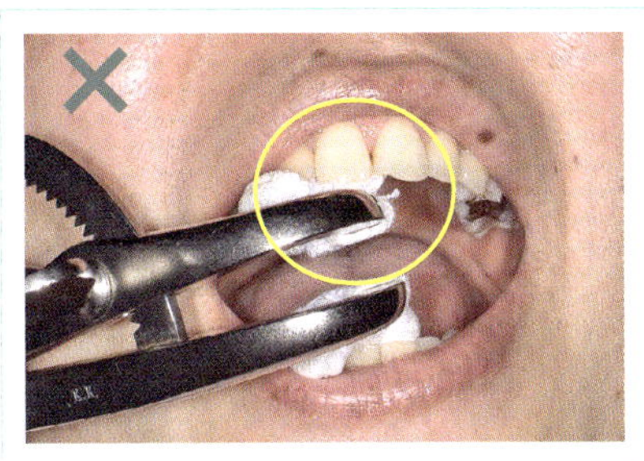
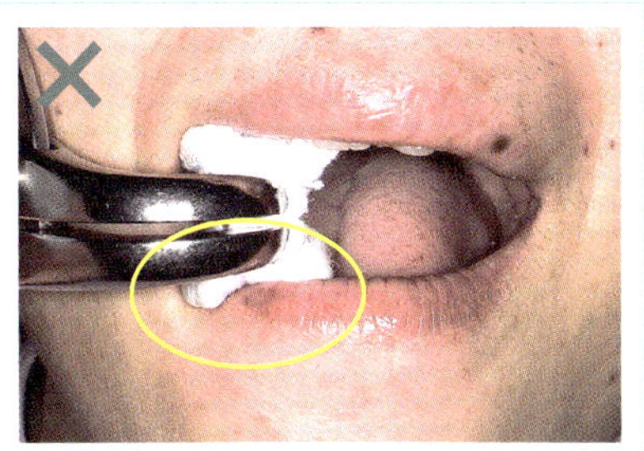

図3，4　誤った開口器の使い方の例．前歯部で咬ませると歯が脱臼することがある（図3）．口唇を巻き込んでいる（図4）

開口するときは急に口をあけようとせずに，時間をかけて本人とのコミュニケーションをとりながらあける方法を模索していきます．はじめは頬側だけ磨く，頬側から歯間ブラシを入れるなどのケアから無理なくはじめればよいと思います．

3　重症児（者）の口腔内診査を行う際の注意事項

重症児（者）の口腔内審査を行う際，本人が意識をしていなくても，反射や緊張で咬んでしまうことがあります（咬反射．p.73参照）．咬合面の上に指を入れないようにしましょう．

口腔内を診る際は，口唇，舌，頬粘膜，歯，口蓋などをみて，汚れがどこについているのか，口内炎や歯肉炎などの炎症がないか，動揺歯がないかなどチェックしましょう（**表1**）．動揺している乳歯がある場合は，ケア途中に脱落しないように先に抜歯をすることも考慮します．舌や口蓋が乾燥していたら，まず保湿します．乾燥したままケアを行うと，粘膜から出血したり，汚れが落ちにくいためです．口腔ケアで落とした汚れ（細菌）をしっかり吸引し，誤嚥させないことがとても重要です．歯ブラシは毎回きれいな水ですすいで使用します．吸引のついている歯ブラシや，排唾管を使用して確実に吸引できる体制で行いましょう．

表1　口腔内診査時のチェックポイント

口唇：乾燥しているか，潤っていてきれいにされているか
口臭：近づいてみて口臭があるかどうか
舌：汚れがついているか，乾燥しているか，潤っていてきれいにされているか
粘膜：口内炎，咬傷などがないか
歯：動揺している歯がないか，齲蝕，歯肉炎，歯石，歯肉肥大，歯数異常，歯列不正などの確認
口蓋：高口蓋があるか，口蓋の形はどうか，汚れがたまっていないか

3 一般的な診療・ケアのコツ

❷ アセスメントの方法（1）口腔内

岡山歯科医院
岡山秀明

1 口腔内アセスメントの流れ

口腔内アセスメントは，アセスメントシートに諸事項を記載しながら進めるのがよいでしょう．以下，当院で用いているアセスメントシートを例に，シート記載方法や注意すべき点について解説いたします（**図1**）．

1 基本的な事項

シートの①は基本的な事項となります．患児の氏名，性別，生年月日，性別，主たる疾患名を記載します．主たる疾患名を知ることで，患児の全身の発育の状況に見当がついたり，口腔ケアなどの方針が定まる場合があります．

2 主訴など

シートの②は，アセスメント後のケアの方針を決める事項です．主訴は具体的に記載します．ご家族がどのようなことを要望され，どのようなリハビリテーションやケアを望まれているのか，記載しましょう．

紹介元としては，紹介元医院名や担当医師名，連絡先を記載しておくと，今後のやりとりがスムーズになります．

アレルギーの有無，感染症の有無については，今後の対応方針を左右しますので，具体的な事項などを問診でしっかり伺うか，患児のご自宅にあるカルテや連絡ノートなどを参考に，確実に記載しましょう．場合によっては主治医からの診療情報提供書などをいただいてもよいでしょう．

ここまでの情報は患児のご家族や他職種からの情報を元に記載する事項です．一方，以下の事項については，実際に患児の口腔内を覗いてからのアセスメントになります．

口腔ケア　アセスメントシート

記入者：　　　　記入日　　年　　月　　日

氏名	（ふりがな） 西暦　　　年　　月　　日 / 年齢　　歳　　ヵ月	男・女	主たる疾患

主訴：
紹介元：
アレルギー　：1. な　い　　2. あ　り
感染症　　　：1. な　い　　2. あ　り

8	7	6	5	4	3	2	1	1	2	3	4	5	6	7	8
			E	D	C	B	A	A	B	C	D	E			
			E	D	C	B	A	A	B	C	D	E			
8	7	6	5	4	3	2	1	1	2	3	4	5	6	7	8

歯垢の付着	1. ない　　2. あり→一部分のみ・前面に付着
歯石	1. ない　　2. あり→一部分のみ・前面に付着
歯肉の炎症	1. ない　　2. あり→軽度・重度
う蝕	1. ない　　2. あり→　　本
歯列異常	1. ない　　2. あり→開咬・歯列不正・上顎前突・反対咬合・咬耗・
歯肉肥大	1. ない　　2. あり→歯肉乳頭・歯冠方向に肥大・咬合に影響あり
高口蓋	1. ない　　2. あり→口蓋の清掃状態：良好・不良
口臭	1. ない　　2. あり→かろうじて口臭あり・明らかな悪臭あり
舌苔	1. ない　　2. あり→数回払えば落ちる・こびりついて落としにくい
口腔乾燥	1. ない（全体に潤いあり）　　2. あり→舌・口蓋周囲・その他

図1　口腔ケア　アセスメントシート

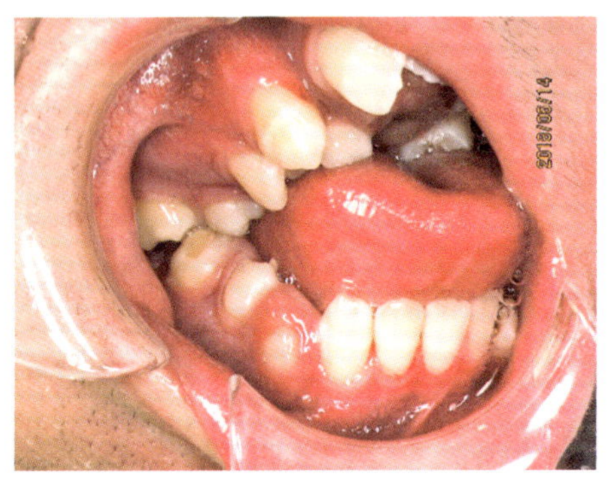

図2　前歯部離開の例

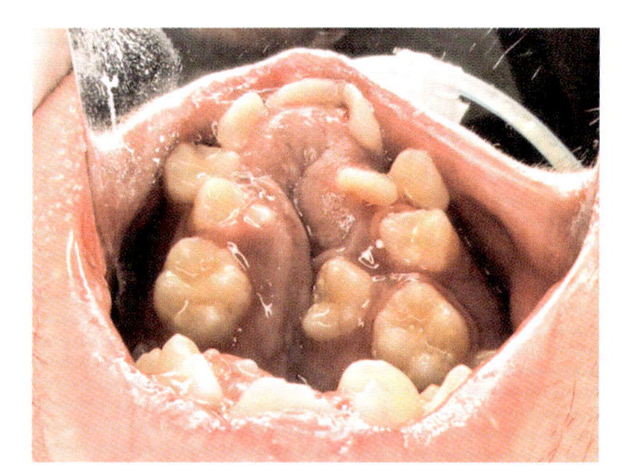

図3　叢生，口蓋の例

3 歯式

シートの③では歯式を記載します．初診時の歯式を記載しますが，過剰歯，異所萌出歯，先天的欠如歯などがありますので，漏れのないように記載します．また，小児では経過によって萌出・喪失がありますので，その点については別途記載していきます．初診時に口腔内写真を撮影して記録を取るとよいでしょう．

4 口腔内の様子

シートの④は口腔内の具体的な様子を記載します．

「歯垢の付着」「歯石」については口腔内を一通り拝見し，付いているようであれば具体的な部位も記載します．これにより，それまでの口腔ケアが行き届いているか，ケアがされていても難しい部位があるか，わかる場合があります．

「歯肉の炎症」「齲蝕」についても具体的な部位や状態について記載します．場合によっては治療を検討する必要が出てきます．

「歯列異常」，「歯肉肥大」，「高口蓋」，「叢生」も所見があれば具体的に記載します（**図2，3**）．歯列異常や歯肉肥大は具体的な状況，高口蓋については清掃状況にも注意します．この点については，初診時の状況を写真に残しておくと，後々参考になります．

「口臭」，「舌苔」，「口腔乾燥」も，それぞれ所見があれば具体的に記載をしておきましょう．

2 写真や動画に残す利点

ここまで述べてきたプラークの付着，歯石の有無，歯肉肥大，高口蓋などについては画像として残しておくとケア前後が比較でき，ご家族や他職種とのコミュニケーションにも活用できます．

また，口唇の動きや開口範囲，舌の動きなどもさまざまな症状・程度があります．こうした点，文字の記録だけでなく，ケアやリハビリテーション開始時の状態を写真や動画で残しておくと，後に比較検討できる重要な資料となります．

2 アセスメントの方法 (2)摂食

日本歯科大学口腔リハビリテーション多摩クリニック
儀田友子

小児在宅歯科医療のなかでは必ずしも摂食指導の希望があがるわけではありません．しかしながら，疾患や全身の状態がある程度落ち着いてくると，経口摂取についてなんらかの取り組みをしたいと相談を受けることがあります．その際に，必要最低限の情報を収集し評価するために，図1に示す「摂食嚥下アセスメントシート」を活用します．「基本情報」で小児の全体像を捉え，「摂食嚥下障害の症状」で問題点を把握します．そして「口腔機能評価」を摂食指導の前後，経過の中で定期的に行います．重症心身障害児（者）は，口腔機能の発達・獲得に時間を要するため，「口腔機能評価」には大きな変化が現れにくいことが予想されます．しかし，誤嚥リスクの高い重症児（者）への摂食指導を行う際には毎回の評価を習慣にすることで，小さな変化を捉えることが大切です．

1 基本情報

1 意識レベル（JCS：Japan Coma Scale）（表1）

食物を摂食嚥下するにの安全な覚醒状態であるかを判断します．経口摂取するには意識レベルがレベルI以内であることが望ましいです．レベルII以上の場合は，経口摂取の可否の判断や経口摂取するための条件（食形態，一口量，姿勢など）を専門の医療機関でアドバイスを受けることをお勧めします．

2 障害の程度（p.30参照）

大島の分類で評価することで，心身障害の程度を把握します．

3 粗大運動能

「頸定なし」，「頸定あり」，「座位可」，「つかまり立ち」，「つたい歩き」，「独歩」のうち，どの段階まで発達しているかを評価します．摂食嚥下機能の発達は粗大運動などの全身発達と関連が深いとされています．

摂食嚥下アセスメントシート

1. 基本情報

意識レベル(JCS)	1. 覚醒　II. 刺激すると覚醒　III. 刺激しても覚醒しない		
障害の程度	大島の分類;		
粗大運動能	1. 頸定なし　2. 頸定あり　3. 座位可　4. つかまり立ち 5. つたい歩き　6. 独歩　その他特記事項(　　　)		
栄養状態	身長;　cm 体重;　kg Alb;　g/dl	知的障害の程度;	その他;
3か月前からの体重減少	1. 変化なし(微動)　2. 7.5% 未満　3. 7.5% 以上		

2. 摂食嚥下障害の症状

(あてはまる項目に☑)

□流涎　□嘔吐しやすい　□胃食道逆流
※□哺乳困難　□口腔内貯留　□丸呑み　□むせ
□離乳食が進まない　□偏食　□拒食　□経管依存
□原始反射残存　□原始反射出現なし(生後一度も認められなかった場合に ✓)
□その他(　　　)

口腔領域の麻痺(運動障害)

□口唇(右・左)　□頬(右・左)　□舌(右・左)　□軟口蓋(右・左)
□その他(　　　)

3. 口腔機能評価(*は経口摂取ありの場合):食形態(　　　)

1	過敏	1. な　い	2. どちらともいえない	3. あ　る
			ある場合その部位(　　　)	
2	頸部聴診	1. 清　聴	2. 残留音・複数回嚥下あり	3. むせ・呼吸切迫あり
3	口唇閉鎖;安静時 ;摂食時*	1. 閉　鎖 1. 良　好	2. どちらともいえない 2. やや不良	3. 閉鎖不可 3. 不良
4	舌突出　;安静時 ;摂食時*	1. 突出せず 1. 突出せず	2. 時々突出する 2. 時々突出する	3. 頻繁な突出 3. 頻繁な突出
5	舌の動き*	1. 側方運動	2. 上下のみ	3. 前後のみ
6	嚥下*	1. 良　好	2. どちらともいえない	3. 不良(頻繁なむせ含む)

たましょうしねっと 2017年5月作成

図1　摂食嚥下アセスメントシート

表1　意識レベル(JCS：Japan Coma Scale)

I．刺激しないでも覚醒している状態(1桁の点数で表現)(delirium, confusion, senselessness)
1．意識清明とはいえない
2．見当識障害がある
3．自分の名前，生年月日がいえない
II．刺激すると覚醒する状態(2桁の点数で表現)(stupor, lethargy, hypersomnia, somnolence, drowsiness)
10．普通の呼びかけで容易に開眼する
20．大きな声または体を揺さぶることにより開眼する
30．痛み刺激を加えつつ呼びかけを繰り返すと辛うじて開眼する
III．刺激をしても覚醒しない状態(3桁の点数で表現)(deep coma, coma, semicoma)
100．痛み刺激に対し，払いのけるような動作をする
200．痛み刺激で少し手足を動かしたり顔をしかめる
300．痛み刺激に全く反応しない

表2　血清アルブミンの標準値(g/dL)[1,2]

年齢	下限値	上限値
0カ月	3.0	4.1
1カ月	3.1	4.3
3カ月	3.1	4.6
6カ月	3.2	4.8
1歳	3.4	4.7
2歳	3.4	4.8
3歳	3.5	4.7
6歳	3.6	4.7
12歳	3.8	4.7
15歳	3.8	4.8
20歳	3.8	4.8

4 栄養状態

①身長と体重：cm，kg

身長と体重は比較的簡便に測定することができることから，小児在宅歯科医療では栄養状態を評価するのに用いやすい指標です．体重は自宅でも測定しやすいですが，身長は体の変形や筋緊張などにより，正確に測定しにくい場合が多いです．そのため，医療機関に受診した際に測定した記録をご家族から聴取するとよいでしょう．

さらに，定型発達児の何歳相当の体格をしているのかを把握するため，成長曲線に当てはめてみることも大切です．疾患を有する場合，成長に遅れがみられて定型発達児の成長曲線(p.86，87参照)の標準範囲から外れている場合が多いです．月単位の身長と体重の観察ではあまり増加していないように見えても，半年，年単位で増加していれば心配し過ぎることはありません．栄養状態や身体の成長に不安を感じる場合や，疑問がある場合は医科主治医に相談します．

②Alb(血清アルブミン値)：g/dL(表2)

医科主治医のもとで定期的に血液検査している場合，Alb値の項目がありますので，定期的にチェックしましょう．栄養状態が悪いとアミノ酸が不足して，値が低下します．

また，栄養因子以外の他の疾患により，Albが上昇・低下することもあるため，総合的に栄養の問題を見つけることが大切になります．Albの値が標準値より外れている場合，医科主治医からどのように説明を受けたか，ご家族から聴取しておくとよいでしょう．

③体重減少率：％＝(3カ月前の体重－現在の体重)÷3カ月前の体重×100

表3　知的障害の程度（従来の知的機能の水準による分類）

	IQ (ICD-10)	定義
軽　度	70〜50	小学生までの教育が可能であり，簡単な職業につくことや身辺整理などは自分でできる
中　度	49〜35	自分自身の身辺のことがある程度できる
重　度	34〜20	福祉的保護や医学的管理が必要
最重度	19以下	生命維持のために医療的ケアが必要

体重が3カ月で何%体重が減少しているのかをみます．3カ月に7.5%以上の体重減少率が認められる場合は低栄養の高リスク状態であると判断します．食事量を調べ，食形態の見直しや補食を追加するなどの対応が必要となります．また，医科主治医に相談し，経管栄養の併用も検討する必要があるかもしれません．

5 知的障害の程度（表3）

小児在宅歯科医療では，具体的なIQの数値を調べる必要はありませんが，知的障害の程度を把握しておくと，摂食指導だけではなく，口腔ケアの指導の際に指導方法や内容を決定したりするのにも役立ちます．知的障害が軽度・中度の場合は本人への指導が可能となりますが，重度・最重度の場合は家族への指導が主となります．

2 摂食嚥下障害の症状

本人や家族への問診と視診，触診により下記項目の有無を確認します．実際の食物を用いた観察を行う場合は，普段から経口摂取していることを条件に行います．経口摂取していない場合は，専門の医療機関で評価を依頼することが望ましいです．

流涎：唾液が嚥下できない，口唇閉鎖できない，などの原因も合わせて探ります．

嘔吐しやすい：消化管の問題，口腔咽頭の過敏，精神的な要因を疑います．どんな時にどんな食品を摂取したら嘔吐しやすいかなどを聴取することで原因を探ります．消化管の問題としては，消化管に狭窄がある，消化管の運動が悪い，消化吸収能が悪いなどが挙げられます．また過敏については口腔周囲や口腔内を触診し，過敏の有無を確認します．その他，過去に食品で窒息したトラウマ体験の有無を確認したり，不安や注目を集めるための行動の可能性も含めて，精神的な要因を探ります．

胃食道逆流：胃食道逆流症の既往があるか，胃食道逆流の検査をしたことがあるかなどを聴取します．胃食道逆流を起こしていると，その不快感から経口摂取を拒否することがあります．

哺乳困難：哺乳力が弱く栄養状態に影響が及ぶほど哺乳できないか，また過去にそのようなことがあったかなどを聴取します．

口腔内貯留：咀嚼や嚥下が不良で食べ物が口の中に溜まってしまう場合，どんな食品がどこに溜まっているかを確認します．口の機能と食形態や一口量などが合っていない可能性があります．

丸のみ：咀嚼機能が発達していないことや，丸のみの癖がついていることがあります．咀嚼機能を確認するとともに，どんな食品を丸のみしやすいかについても聴取します．

むせ：嚥下機能不全による誤嚥や喉頭侵入を起こしていると，むせがみられます．嚥下障害を有する子どもはむせる力が弱いため，小さなむせも見逃さないことが重要です．また，不顕性誤嚥を起こす可能性も念頭に入れておくことが大切です．

離乳食が進まない：口腔機能発達不全あるいは心理的影響，環境による影響が考えられます．

偏食：栄養状態に問題が及ぶ可能性があるほどの食べ物への選り好みがあるかを聴取します．食べるものと食べないものを聴取し，その傾向を探ります．色，形，味，におい，温度など，その感覚はさまざまです．偏食が認められるようになった時期やきっかけの有無についても聴取します．

拒食：心理的原因などで食べること自体を拒否するか聴取します．

経管依存：長期におよぶ経管栄養の利用で経口摂取しようとしないか聴取します．

原始反射残存：定型的には6カ月前後で消失する口腔領域に認められる原始反射が長期に残存しているか触診します．特に哺乳に必要な哺乳反射として，探索反射，吸啜反射，咬反射の有無を調べます．探索反射は，口角や頬を指先で軽く叩くと頭を刺激方向に回転させたかで確認します．吸啜反射は，指を口腔内に挿入すると指先をリズミカルに吸うかで確認します．咬反射は，臼歯部歯槽堤に小指を挿入すると下顎を上下させながら指をリズミカルに咬むかで確認します．

原始反射出現なし(生後1度も認められなかった場合)：特に哺乳に必要な哺乳反射自体が出現したことがないか聴取し，触診で哺乳反射がないことを確認します．原始反射が出現したことがない場合，脳障害の影響が大きいなどが疑われます．

口腔領域の麻痺(運動障害)：基本的には指示従命が可能な場合に，口腔周囲筋(口唇，頬，舌，軟口蓋)の運動を行ってもらい運動障害の有無や左右差を確認します．

1) 口唇：「ウ(唇を突出する)」「イ(口角を引く)」の唇の形をつくった際の唇の動きや左右差をみます．

2) 頬：頬を膨らませたり，すぼめさせたりした際の頬の動きの程度や左右差をみます．

3) 舌：舌を上下左右に動かした際の可動範囲や，前に出した際の舌尖の偏位の有無をみます．

4) 軟口蓋：発声時の口蓋垂の偏位の有無や軟口蓋の挙上の程度や左右差をみます．

3 口腔機能評価

1 口腔機能評価

表4に示す口腔機能の評価項目と評価基準は，既存の摂食嚥下障害のスクリーニングテスト[1,2]や評価表[3]を基に簡略化したものです．食物を用いた評価を行う場合は，普段から経口摂取していることを条件に行います．食形態によって評価結果が異なることがあるため，評価に用いた食形態を記載するようにします．経口摂取していない場合は，専門の医療機関で経口摂取の条件を設定してもらうことが望ましいです．

2 過敏

敏感な場所から離れた部位から過敏の有無を調べます．過敏がある場合，過敏の有無を調べる刺激も不快であるため，何度も皮膚をこすったりなでたりするのではなく，皮膚にしっかり圧迫

表4　口腔機能評価の項目

項目	時期	評価	内容
過敏		ない	—
		どちらともいえない	—
		ある（その部位）	—
頸部聴診		清聴	問題なし
		残留音・複数回嚥下あり	唾液の咽頭貯留や誤嚥，喉頭侵入を疑う
		むせ・呼吸切迫あり	唾液誤嚥・喉頭侵入
口唇閉鎖	安静時	閉鎖	時々～常時閉鎖できる
		どちらともいえない	閉鎖はできないが，閉じようとする動きがみられる
		閉鎖不可	上唇が上方にそり返ってしまったり，全く上唇が動かない
	摂食時	良好	常時もしくは時々閉鎖できる
		やや不良	時々閉鎖できるが頻度が低い
		不良	常時閉鎖できない
舌突出	安静時 摂食時	突出せず	舌が歯列の内側（固有口腔）
		時々突出する	舌が時々歯列や口唇の外側へ突出する
		頻繁な突出	舌が頻回に口唇の外側へ突出する
舌の動き	摂食時	側方運動	舌を左右に動かすことができる（咀嚼動作の場合を含む）
		上下のみ	舌を上下に動かすことができる（押しつぶし動作の場合を含む）
		前後のみ	舌が主として前後運動している（吸綴動作の場合を含む）
嚥下	摂取時	良好	嚥下あり，呼吸良好，むせなし
		どちらともいえない	嚥下あり，呼吸良好，むせもしくは湿性嗄声
		不良（頻繁なむせ含む）	嚥下あり・なし，むせあり・なし，呼吸切迫

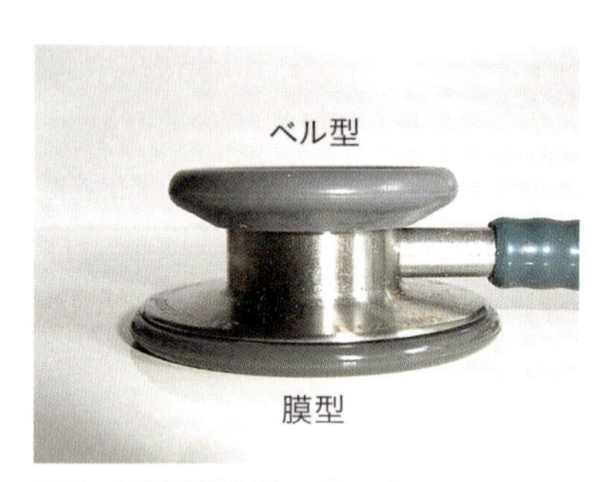

図2　頸部聴診器の使い方

するようにあてることが大切です．

3 頸部聴診（図2）

安静時の呼吸音や唾液の嚥下時に産生される音を頸部にあてた聴診器で聴診することで，咽頭相での嚥下障害を判定します．聴診を行う場所は，喉頭隆起（甲状切痕）の外側（喉頭の側面），あるいは輪状軟骨直下（気管）であると聴取しやすいです．小児は聴診部位が狭いため，より小さな聴診器（新生児用）を用いるとよいです．また，接触子は膜型でもよいですが，小さなベル型の方が適しています．

4 口唇閉鎖，舌突出

安静時（食物が口腔内に入っていない時），摂食時（食物の捕食・処理・嚥下にわたる全体）における口唇閉鎖と舌突出の程度を評価します．

5 舌の動き

摂食時（食物の捕食・処理・嚥下にわたる全体）を評価します．食形態に一致した舌の動きをするかをみることが重要となります．

6 嚥下

摂食時(食物の捕食・処理・嚥下にわたる全体)の嚥下の有無や，呼吸状態，誤嚥を疑う所見の有無を評価します．聴診器を当てても緊張しないようであれば，頸部聴診しながら摂食してもらい，誤嚥の兆候を見逃さないことが大切です．

1) 日本障害者歯科学会編．スペシャルニーズデンティストリー　障害者歯科　第2版．医歯薬出版，2009．39-40頁．
2) 田中敏章，山下　敦，市原清志．潜在基準値抽出法による小児臨床検査基準範囲の設定．日児誌．2008；112(7)：1117-1132．
3) 大薗恵一編集．ワンランク上の小児の臨床検査―病態生理に基づく選び方・考え方―．小児科学レクチャー．2013；3(2)：531．
4) 日本摂食嚥下リハビリテーション学会 医療検討委員会．摂食嚥下障害の評価【簡易版】．2015．
https://www.jsdr.or.jp/doc/doc_manual1.html
5) 才藤栄一，植田耕一郎監修．摂食嚥下リハビリテーション　第3版．医歯薬出版，2016．129-130頁．
6) 金子芳洋編．食べる機能の障害　その考え方とリハビリテーション．医歯薬出版，1987．143-152頁．

3 一般的な診療・ケアのコツ

❷ アセスメントの方法
(3)脱感作

日本歯科大学口腔リハビリテーション多摩クリニック(歯科衛生士)
水上美樹

1 脱感作とは

脱感作とは，感覚入力が自身のなかで調整ができずに触覚に対する刺激への過反応な状態を示す触覚過敏(以下，過敏)を除去する方法です．

これまで過敏を除去する方法として用いられてきた脱感作法[1]は，主に重度の肢体不自由児を対象として行われてきたもので，指しゃぶりやおもちゃしゃぶりの経験がなかった，長期の経管栄養で口腔内に刺激が少なかったなど極端な感覚刺激入力の不足や，反対に過去の過剰な刺激によってしばしば過敏の原因になる場合があります．このような場合，本稿で後述する脱感作法を用いて触圧覚に対して慣れさせていく方法が有効です．脱感作の実施に際しては，p.76～78を参照に，十分に理解をしたうえで行うようにしてください．

2 過敏の確認

脱感作法を行う前には，まず身体のどこに過敏が存在するのかを確認することから始めます．日常の生活のなかでも**表1**のような症状が見られたら，過敏が存在しているかもしれません．特に，過敏の存在しやすい部位は，頭部であれば身体の中心部に残りやすく，上肢では手の先の方に残りやすいとされています．過敏の確認を行う場合は，最初に過敏の残りやすい部分に触れるのではなく，遠位から確認していきます．

頭部の場合であれば，顔の外側から口腔に向かって順次介助者の手のひら，あるいは指の腹を

表1 過敏を疑う症状(極端な拒否症状を呈する場合)

・家族が顔や口唇に触れても嫌がる
・歯ブラシが触れただけで拒否する
・かじりとりや捕食時に前歯で摂り込み，上唇を使わない
・コップやストローを口唇で捉えようとしない
・握手をすると振り払う
・べとべとするものや表面が滑らかでない物を握ろうとしない

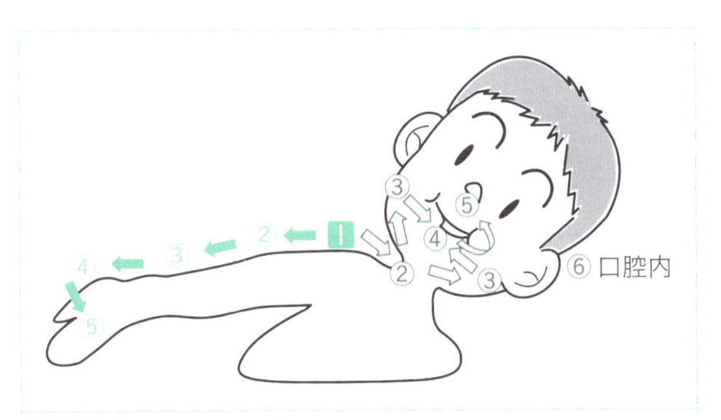

図1　過敏の確認順序[3)]
肩を始点として腕と頭頸部各順に確認していく

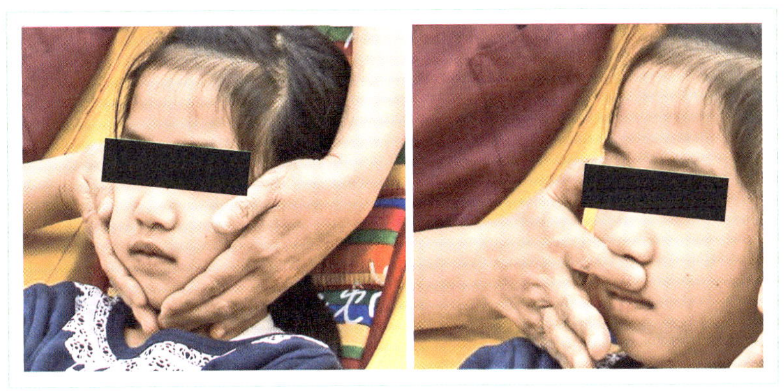

図2　脱感作法
過敏の存在する部分に広い面積でしっかり圧迫する．動きが止まったら手や指を離す．

用いて触れていきます．順番としては肩→首→頬→下唇→上唇→口腔内（臼歯部から前歯部）と進めていきます．また，上肢であれば，肩→上腕→前腕→手の甲→手のひらを評価者の手のひらを広く使って触れながら反応をみます（**図1**）．もし過敏が残っていると，身体をのけ反らす，頸を振る，声を出すなどさまざまな表出があります．こうした表出があった際，手を離さずにその部分にしばらく触れていて落ち着く場合は，過敏の可能性が高いです．

3　脱感作法

脱感作法[1,2)]においては，過敏の確認同様に過敏が存在する場所に手のひらまたは指の腹全体を肌にしっかりと圧迫するように当て（**図2**），しかも子どもがその時に嫌がっても逃げようとしても決して手をずらしたり，離したりせず，子どもが落ち着き，力が抜けたらゆっくり手を離すという動作を繰り返します．**表2**のポイントを参考にして，家族のみならず，訪問看護師など，関わる職種と連携して，頻度を高く，適切に実施できることが望ましいです．

この他に，石黒らの報告[3)]のなかで5つの触れ方のポイントが記されています（**表3**）．不適切な刺激の導入は，かえって皮膚に対する刺激を強くして過敏除去の妨げになることがあるので注意が必要です．

表2　脱感作のポイント

①食前・食事中の実施は避けて，1日のうち実施回数を多く行うことが望ましい
②冷たい手で触れない
③触れる時は，タッピング，手を頻繁に動かす，くすぐったい軽い刺激は入れない
④1つの部位の脱感作が終わったら次に進む．同時にいくつもの脱感作を並行して実施しない

表3　心地よい触れ方の5つのポイント[3)]

①1秒間に5cm程度ゆっくりした速度で触れる
②手のひら全体で触れる
③やや圧をかけて触れる
④手を触れるとき・離すときは斜めにする(パッと垂直に触れたり離したりしない)
⑤人肌程度の暖かい手で触れる

脱感作は，子どもがリラックスできる環境で，音楽や声かけなど十分なコミュニケーションをとりながら負担のない程度にできるだけ正しい方法で継続的に適当な感覚刺激を入れていくことが大切です．在宅訪問においては，指導者が行う場面を保護者や介護者に提示して，日常生活のなかで無理のない程度に繰り返していただくよう指導することが必要です．

1)　金子芳洋，向井美惠，尾本和彦．食べる機能の障害―その考え方とリハビリテーション．医歯薬出版，1987．89-91頁．
2)　日本摂食嚥下リハビリテーション学会医療検討委員会．訓練法のまとめ(2014版)．日摂食嚥下リハ会誌．2014；18(1)：72-73．https://www.jsdr.or.jp/wp-content/uploads/file/doc/18-1-p55-89.pdf
3)　石黒　光，田村文誉．小児の過敏に対する脱感作法を再考する(後編)．デンタルハイジーン．2018；38(8)：934-936．

3 重症心身障害児(者)への口腔ケアの方法

社会福祉法人鶴風会　東京小児療育病院(歯科衛生士)
吉原圭子

口腔内の健康は全身の健康に深く関連しています．重症心身障害児(者)において，口腔衛生状態を良好に保つことは口腔疾患の予防および誤嚥性肺炎のリスクを減少させて，全身の健康状態やQOLの向上につながります．さらに，口腔周囲の刺激に対する経験不足が口腔の過敏を増長させ，過敏の残存はその後の発達においてもさまざまな支障をきたす要因となります．口を自ら動かすことが少ない重症児(者)にとって，口腔ケアの時間は口腔の周囲を動かすことができる重要な機会となります．全身の健康維持および口腔周囲の感覚刺激に慣れるためにも，早期から口腔ケアを行うことが重要になります．

1 口腔ケア用品の選定と準備

1 歯ブラシ選び

子どもの口は小さく，また大きく開口させることが難しい場合も多いので，乳歯列期は乳幼児用の歯ブラシのなかでも毛の丈があまり長くない歯ブラシを選びます．また，毛の密度が低い歯ブラシは毛の腰が弱く刷掃効果が低い傾向にあるので，できるだけ密度の高い物を選びましょう．学童期以降は永久歯の増加や身体の成長，また体動の有無によりヘッド大きさや毛の長さ，電動歯ブラシなど，選択の候補になる歯ブラシも増えてきます．

効率よく効果的な口腔ケアを実施することや，患者自身あるいは介護者の技術を補うためにも歯ブラシの選定はとても重要になります．歯科医療従事者はケア対象者の年齢だけにとらわれず，個々の口腔状態およびケア実施者の技術や意識，性格を考慮した歯ブラシをアドバイスできるようにしましょう．

2 準備

口腔ケアをスムーズに実施するため，あらかじめ机や台に使用物品を用意します．

歯ブラシのほかに，水入りコップ(2個)，口腔用ウェットシート，保湿剤，タオル，吸引器(ご家庭にあるものでも可)，必要に応じてフロス，スポンジブラシ，フッ素ジェル，ガーゼ，ペーパータオルを準備します．また，コップの水は汚れ具合により適宜取り替えてください．

2 口腔ケアの基本（手順）

口腔ケアを行う際は誤嚥や筋緊張の亢進，呼吸抑制に対する配慮が必要です．安定する姿勢や普段のバイタルサインの値など，日常の主な介護者に確認しましょう．主な手順は以下の通りです．

1：手洗いおよび手指消毒 →2：全身状態の確認 →3：声かけ →4：姿勢を整える →5：吸引 →6：開口保持と口腔内観察 →7：加湿 →8：歯磨き →9：保湿 →10：声かけ →11：手洗いおよび手指消毒

1 開始前の手洗いおよび手指消毒

在宅重症児は感染しやすい場合が多く，医療者の手指衛生はとても重要です．しっかり行ってください．

ケア前には手洗いおよび手指消毒（速乾性手指消毒剤を使用）を行い，その後に手袋を装着します．ケアする側と受ける側の双方を感染から守るため，マスクや手袋の他にゴーグルやフェイスシールド，ディスポーザブルエプロンなどの装着が望ましいでしょう．

2 全身状態の確認

顔色や呼吸状態，心拍数，覚醒状態など普段の様子と違いはないかを確認します．

3 声かけ

声かけはどの場面においても重要であり，磨く場所を伝えることや励まし，患者の注意を向けることも反らすこともできて，精神的な安心につながります．また，声かけと同時に歯ブラシなどを見せて，視覚からもアプローチしましょう．

4 姿勢を整える

姿勢を整えることは「誤嚥防止」「緊張緩和」「視野確保」「怪我の予防」につながります．ベッドやマットで寝かせ磨きのほかに，車椅子や座位保持装置の場合は可能な範囲でリクライニングして口腔内観察ができる体位をとります．嚥防止のため顔の向きや顎が上がらないなどの配慮が必要です（**図1**）．緊張緩和のためには股関節や膝関節を屈曲し，手掌をお腹のうえに置くなど体が安定して，力が入り過ぎない体位にします．腕が動いてしまう場合には抑えてもらいましょう．

ケア実施者は視野確保や不意な動きに対応でき，また無理なく負担がかからない体勢にしましょう．頭部が動いてしまう場合は対象者の上方や側方に位置すると，頭部を支えやすくなります．対面位の場合は頭部の動きに十分注意しながら行ってください．

5 吸引

口腔内に唾液が溜まっている場合は口腔ケア前にしっかり吸引します．唾液を除去することで口腔内の様子が確認しやすくなり，効果的な口腔ケアを実施することができます．また，食物残渣がある場合も先に除去します．スポンジブラシや口腔用ウェットシートが便利です．

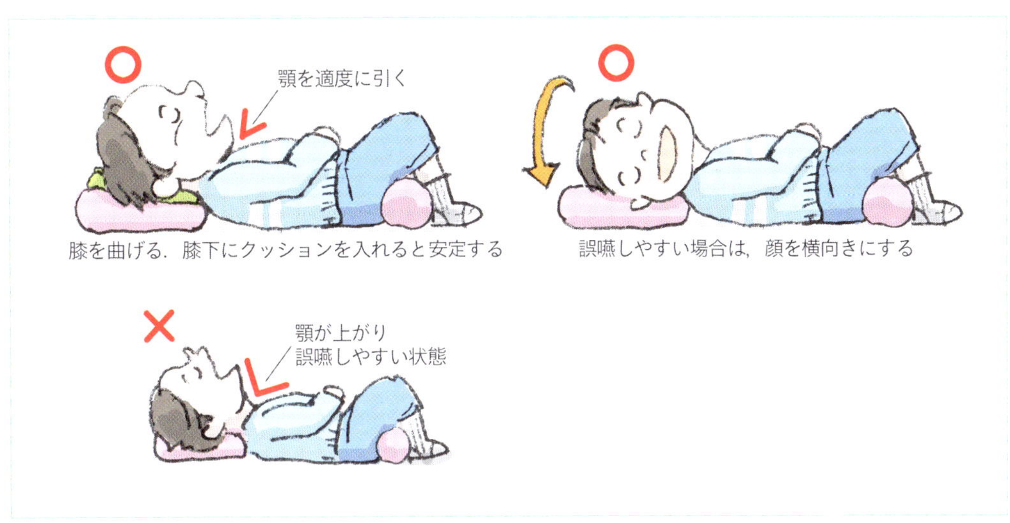

図1　誤嚥防止の体位―寝かせ磨きの場合（車イスの場合でも基本は同じ）

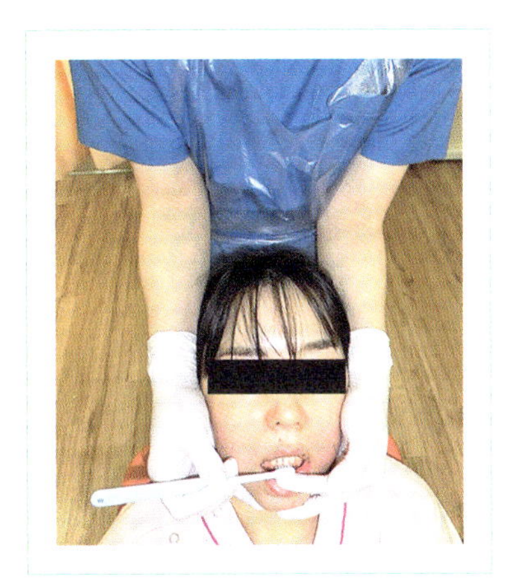

図2　術者の上肢で頭部を支える

6 口腔内観察および顎保持

口腔内をしっかり観察して，傷や口内炎，汚れの有無を確認します．口腔ケアは口のなかをしっかりと見ることが重要になります．

指や手のひらで頬や顎を保持してから歯ブラシ，口唇排除の指を口腔内に挿入してください．また頭部が動く場合は，術者が頭の後ろに入れるようであれば，術者の上肢で挟む（支える）ように頭部を固定します（**図2**）．拒否による動きや口腔周囲の緊張が強い場合は頬粘膜に押されて歯列内に指が入る可能性があります．

咬傷や歯ブラシによる怪我予防のためにも，脇をしめて手先を安定させることや口腔外に支えの手を置くことが重要になります．

7 加湿（洗い流しを含む）

水で湿らすことや保湿剤を塗布することにより，汚れが軟化して落としやすくなります．

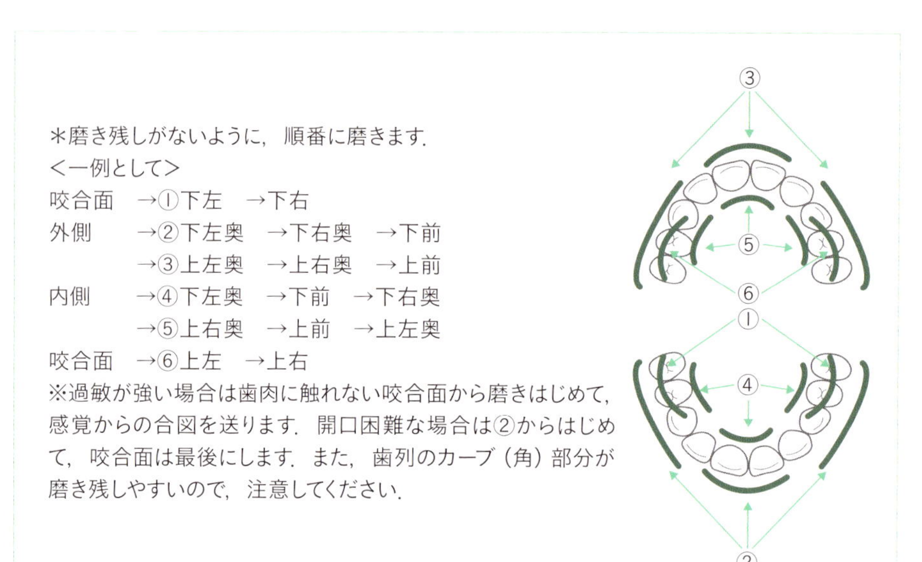

図3　磨く順番

また，加湿は乾燥した粘膜を機械的刺激から保護する目的もあります．口腔内マッサージは保湿剤を付けながら行うと滑りもよく，唾液の分泌促進効果も得られます．

洗い流しをする場合は顔を下向きや横向きにして，誤嚥に注意します．洗い流しには注射用シリンジやノズルが細長で曲がっている洗浄ボトルが便利です．洗い流し後の吸引もしっかり行いましょう．

8 歯磨き

歯磨きにうつる前に，以下の事項を基本として覚えておきましょう．

・歯磨きはできるだけ明るい環境下で行います．また，吸引は随時行いましょう．
・1~2カ所磨くごとに歯ブラシを水でゆすぎます．2個用意したコップのうち，1個目のコップにて十分に汚れを落としたのち，2個目のコップで再度軽くゆすぎ，水分をよくきります．
・患者さんが歯ブラシを咬んでしまったら，無理やり引き抜こうとせずに，力が抜けたタイミングを見計らって，開口誘導（p.93～95参照）して外します．このとき，ケア実施者側の咬傷予防のため，不用意に歯列内に指を挿入しないようにしましょう．

以下に歯磨きの手順をご紹介します．部位別の磨く順番については**図3**をご参照ください．

1）歯ブラシはペングリップで持ちます…力や動きをコントロールできます．

2）視野の確保をします…歯を磨く時は口唇をよけて，また頬は内側からふくらますように広げて，歯の歯頸部を含めた全体を見ます（**図4**）．これにより，歯ブラシに口唇や頬からの余計な力をかけずに磨くことができます．

3）上あごや舌の汚れを落とします…奥から手前に優しくかき出します（上あごはスポンジブラシも可）．粘膜にこびりついた汚れは無理に粘膜から取り除こうとせずに水や保湿剤で軟化させながら，少しずつきれいにします．

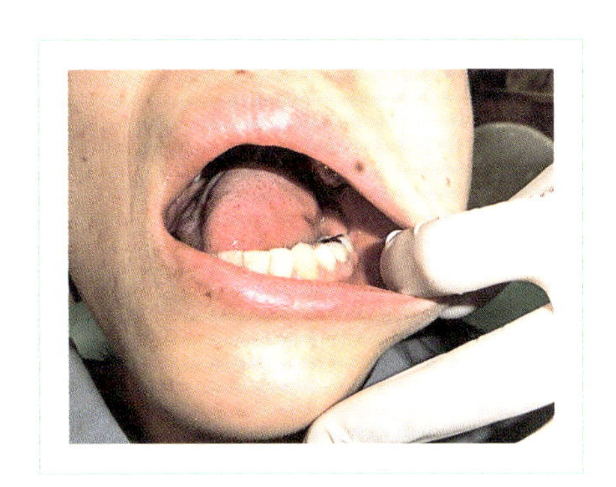

図4　頬を押し広げて歯頸部まで見る

過敏や汚れのこびりつきが強い場合は最後にしてもよいですが，水分によって流れ落ちそうな汚れは先に取り除いてください．

4) 歯面に毛先をあてます…歯ブラシのあて方はタテ向き，ヨコ向きと歯の形態や歯列の状態に応じて変えます．歯ブラシをあてる位置は歯と歯肉の境目の辺りです．

5) 1カ所につき10回以上動かします…場所により歯ブラシをヨコ方向だけでなく，タテ方向（歯頸部から先端へ）に動かしましょう．口腔内の汚れは（歯垢）粘着性が高いため，こする回数も重要です．また，歯並びによってはフロスやワンタフトブラシなどの清掃補助具を使用してください．開口度が少なく歯ブラシが入らない場合の咬合面は太めの歯間部ブラシで清掃ができます．5カウントや10カウントなど，数をかぞえている間だけ磨くようにすると，目安になって安心感につながります．

6) 汚れを除去します…歯磨き後はこすり落ちた汚れ（細菌）を除去するため，しっかりと吸引をして，口腔用ウェットシートにて口腔粘膜を清拭します．清拭は咬傷予防のために外側のみ行います．

9 保湿

保湿剤を口唇，上顎前歯部，口蓋，舌など乾燥しやすい部分に薄くのばして塗布します．

10 声かけ　終了

口の中がきれいになったこと，そして口腔ケアの終了を告げると同時に，たくさん褒めてください．

11 終了後の手洗いおよび手指消毒

口腔ケアの終了後は手袋などを取り外して，手洗いおよび手指消毒を行いましょう．

ケア中や片付けの際は唾液や血液に汚染された用具を素手で扱わないこと，また汚染された手袋のままで周囲の物品を触らないなど，行動には十分注意してください（歯面研磨およびその他の処置がある場合，この項目は最後にしてください）．

12 その他

歯磨き後に利用者の適応度や口腔内の状況に応じて，歯科医療従事者はPMTC用ハンドピー

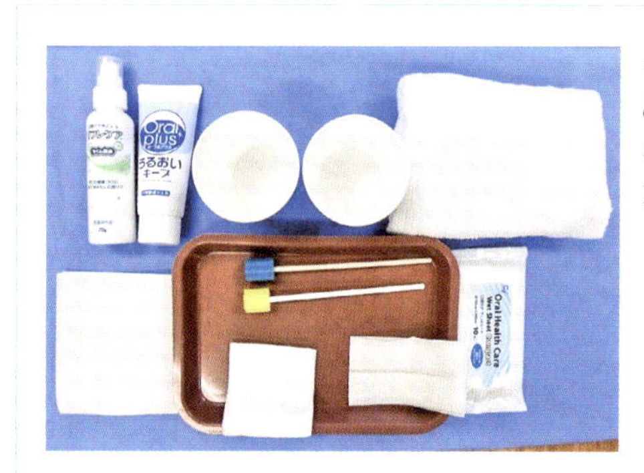

＊スポンジブラシは汚れの再付着を防ぐためにクルクル回さないようにしましょう.
＊洗う時は柄に水分が流れないようにスポンジ部分を下向きにします.

図5　無歯顎期の歯みがき用品

②
④
⑤
③
③
①
＊口腔ケアの順番
①下顎の口腔前庭（左右）⇒②上顎の口腔前庭（左右）⇒③口腔底　⇒④口蓋　⇒⑤舌
＊口蓋裂のある場合は裂の両サイドをケアしてください.
＊口唇を湿らす事や口腔前庭からはじめて，徐々にケア部位を増やしていきましょう.

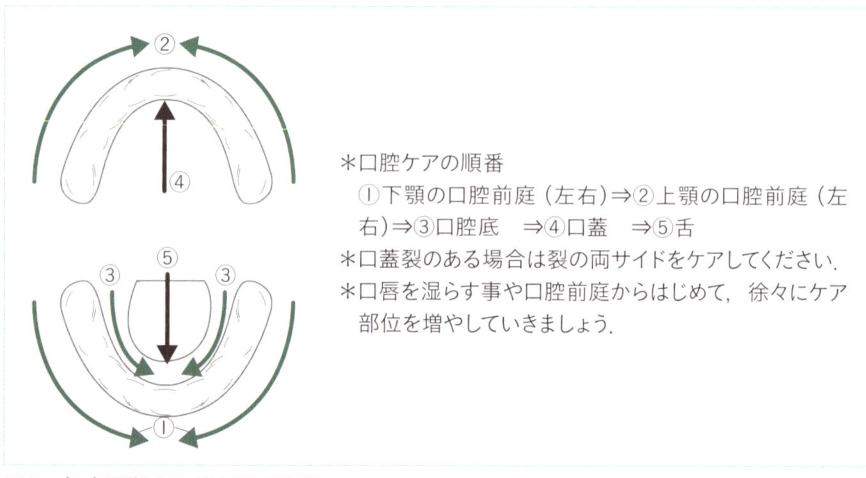

図6　無歯顎期の口腔ケアの順番

スによる機械的歯面清掃を行います．最初は一部のみ行って，ケア対象者の様子をみましょう．適応具合により徐々に増やしてください．

3　無歯顎時期および歯みがきの前準備としての口腔ケア

哺乳や口による探索行為の経験が乏しい児にとっては，口腔内への刺激は不快なものになることがあります．感覚過敏につながらないためにも早期からの口腔ケアは重要であり，また口腔発達の促進につながります．このケアは粘膜だけでなく，食物残渣を取り除く時にも活用できるケアです．

【準備】

スポンジブラシ，水入りコップは2個，ペーパータオルまたはガーゼ，吸引器を用意します．また，必要に応じて保湿剤を用意してください．コップの水は汚れ具合により取り替えましょう（**図5，6**）．

1) 口腔内の溜まった唾液はしっかり吸引します．
2) スポンジブラシを水に浸して，しっかり絞ります．余分な水分はペーパータオルやガーゼで吸い取りましょう．

3) 口唇を湿らします．

4) 口腔内のケアをします．口腔前庭（図6①②）：スポンジブラシを歯肉頬移行部の位置で奥から手前（1方向）へ水平に動かし，すばやく出します．口腔底（図6③）…スポンジブラシ：は咬合面から舌下にもぐり込ませて前方に動かします．舌小帯に注意しましょう．口蓋・舌（図6④⑤）…スポンジブラシは若干押し付けながら奥から手前に動かします．

5) 汚れはペーパーでしっかり拭き取ってから，水を浸して，絞ることを数回繰り返して，洗います．余分な水分はペーパータオルやガーゼで吸い取ります．（1か所ごと④と⑤を繰り返します）

4 おわりに

重症児（者）においては歯科治療が困難な場合が多く，歯科診療に慣れることと同時に口腔疾患の予防がとても重要です．口腔ケアは歯や口を清潔にしながら，口腔内外に与える刺激が口腔機能の発達にもつながるなど，さまざまな効果が期待できます．このことからも小児在宅歯科医療における口腔ケアは最も必要性の高い支援といえます．私たち歯科医療従事者は子どもたちの健やかな成長を支える多職種チームの一員としてライフステージに応じた，口腔の衛生および機能に関わる管理を担うことが大切な役割となります．

1) 萩原麻美．重症心身障害児の口腔ケアと歯科治療：長期入所者を対象に：小児看護．2011；34（4）：575-580.

2) 小坂美樹．重症心身障害児（者）のケアの実際：口腔ケア：写真でわかる重症心身障害児（者）のケア．インターメディカ，2017．144-159.

3) 武田康男．病気をもつ子どもに対する口腔ケアの実際：NICUから自宅への移行期における口腔ケアの課題：小児看護．2018；41（1）：83-90.

4) 全国歯科衛生士教育協議会　監修．最新歯科衛生士教本　障害者歯科 第2版．医歯薬出版，2013.

COLUMN

患児へのケアを進めるための行動変容法

岡山歯科医院
岡山秀明

小児患者は，成人のように歯科治療に慣れていません．そうしたなかで，突然口を触られたり器具を入れられたりすると驚いてしまい，治療がうまく進められないことがあります．そこで，小児患者を対象として治療を進める行動変容法のテクニックをご紹介します．

■ Tell Show Do 法

ケアをする際に，事前にこれから何をするのか説明して（Tell），使う器具や使い方を見せて（Show），そして実際にやってみる（Do）という方法です．

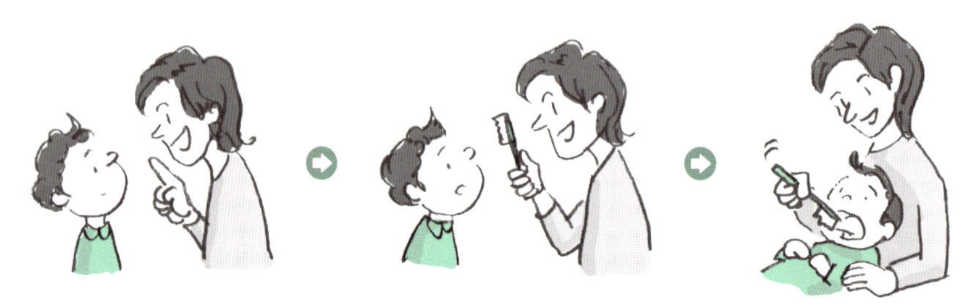

■ カウント法

課題を達成するためにどれくらいの時間を我慢すればいいのか見通しが立っていると，患児も我慢しやすくなります．そこで「10かぞえたらおしまい」と伝え，術者や家族が10を数える間にケアを行うのを「**カウント法**」と呼びます．

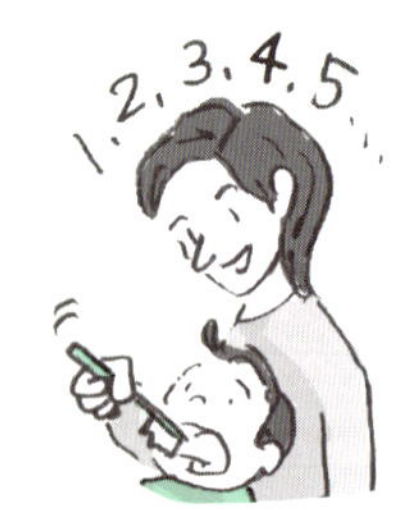

■ オペラント条件付け法

課題を達成した際には「褒める」ことで，褒められることによる心地よい刺激が大脳辺縁系に伝わり，達成感が得られます．こうした達成感により患児にとって歯科治療や口腔内を触られることによる嫌悪感が減少していくことになります．「褒める」といった正の強化要因を与えることによりものごとに取り組みやすくなること「**オペラント条件付け法**」と呼びます．口腔ケアが我慢できたなどの際にはその場で褒めることがよいでしょう．

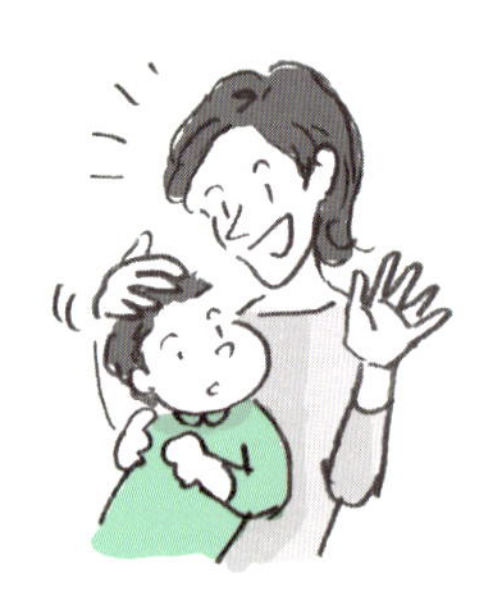

こうした方法を用いる手前で，口腔周囲を触られて拒否がある場合，過敏の可能性があります．その場合，脱感作法を用いて過敏を解くことが必要です（p.76〜78参照）．

小児在宅歯科医療の臨床例

1 小児専門病院・大学病院との連携例

1)医療法人社団 百瀬歯科医院 歯列育成クリニック(東京都), 2)医療法人社団 百瀬歯科医院(東京都)
島津貴咲[1], 三井園子[1], 百瀬智彦[2]

百瀬歯科医院は1968年に初代院長が設立した歯科医院で，東京都世田谷区の住宅街にあります．2003年に初代院長の急逝によりいったん閉院しましたが，2007年に改装し再開しました．

医院再開後，高齢者への歯科訪問診療をスタートさせましたが，次第に医療的ケア児への歯科訪問診療の依頼もいただくようになりました．その理由として，近隣に位置する小児専門病院の存在が挙げられます．療養中の医療的ケア児が在宅に戻った後も継続的な口腔管理は必要であり，ご家族・医療関係者からの歯科訪問診療の依頼が増加しました．そのため，2017年に百瀬歯科医院の小児歯科専門医院である歯列育成クリニックに「小児在宅歯科診療部」を立ち上げました．

症例1 病院歯科への通院が困難になった患者のフォロー

■患　者：12歳，男児

■既往症：痙攣重積型脳症，痙性四肢麻痺

■主　訴：近隣の小児専門病院に通院中であったが，主たる介護者である母親の持病により通院困難となったため，訪問歯科診療の依頼がきた

■全身所見：既往症による全身の緊張

■口腔内所見：口腔乾燥，歯石沈着，歯肉炎など

■処置および経過：

初診時所見としては上記のもののほか口腔周囲筋の緊張も強く，口腔ケアが困難とのことでした．そのため，まずは患児の状態に合った口腔衛生指導や開口保持方法など，口腔ケアのための基本的な事項から指導を開始しました．

その後の訪問時は毎回バイタルチェックや全身状態の聴取，脱感作から開始し，仰向けや座位ではチアノーゼを起こすため，患児のベッドでリラックスできる姿勢で口腔ケアを行っています(図1)．

症例 2 口腔ケアを当院で，摂食嚥下指導を大学病院で行う症例

■患　者：2歳，男児

■既往症：心室中隔欠損症を合併した18トリソミー

■主　訴：かみしめが強く，口腔ケアが困難

■口腔内所見：口腔乾燥，歯肉炎，初期齲蝕など

■処置および経過：

口腔衛生管理を目的に，大学病院歯科より紹介で来院されました．初診時，患児は口腔ケアを嫌がり，咬みしめも強いため，保護者による舌側のケアが困難な状況でした．歯科受診経験が無かったため，口腔過敏の脱感作や口腔ケア時の姿勢，不協力時の開口方法等を含む口腔ケアの基本から指導を開始しました（**図2**）．

患児は在宅酸素療法中ですが，母親の意向で自宅にパルスオキシメーターがありません．そのため，持参したモニターでSpO_2と心拍の管理をしながら，無理のないようにケアを進めています．並行して月に一度，大学病院歯科の訪問摂食嚥下指導を受けています．

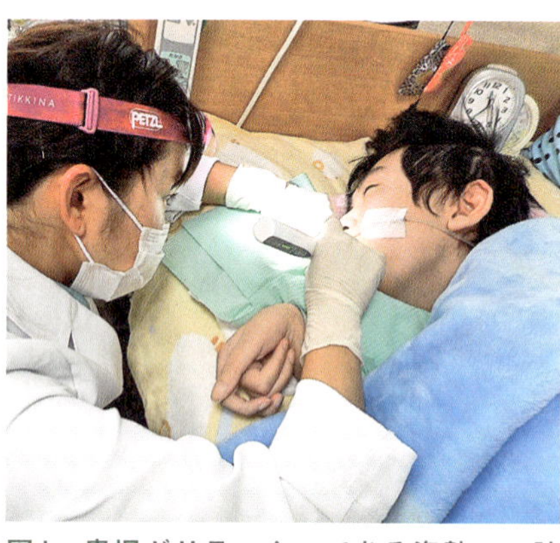

図1　患児がリラックスできる姿勢で口腔ケアを行う（症例1）

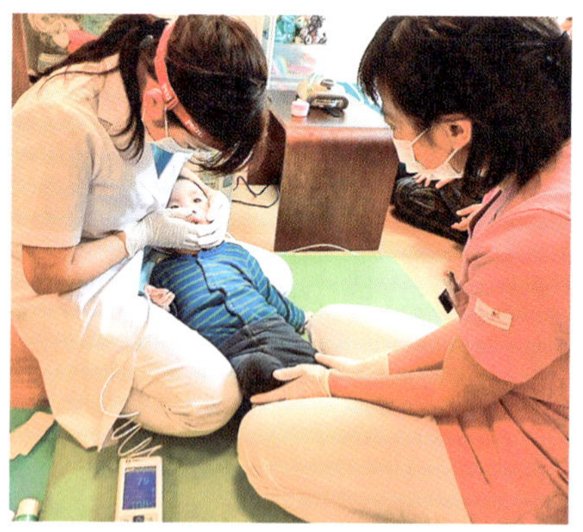

図2　脱感作を行い，口腔過敏を解く（症例2）

症例3　高次医療機関との連携を図った症例

■患　者：2歳（初診時），女児

■既往歴：心筋症を合併したCFC症候群

■主　訴：口腔衛生管理と摂食訓練（在宅医療を担当する医師からの依頼）

■口腔内所見：発作に起因する舌損傷，口腔過敏，全顎的な歯肉炎

■処置および経過：

本症例は，患者の在宅診療を行う医師からご紹介をいただいたものです．初診時の口腔内所見では上記の所見のほか，開口困難で，舌側のケアをしたことがないとのことでした（**図3**）．

そのため，まずは脱感作や開口方法，口腔衛生指導から開始し，舌損傷（**図4**）については小児専門病院の医科・歯科と連携を図り，医科おける全身麻酔下手術時に併せて印象採得とマウスガードの作製を依頼しました（**図5**）．現在口腔内の状況は快方へ向かい，舌を含めた口腔ケアを月に一度行っています．

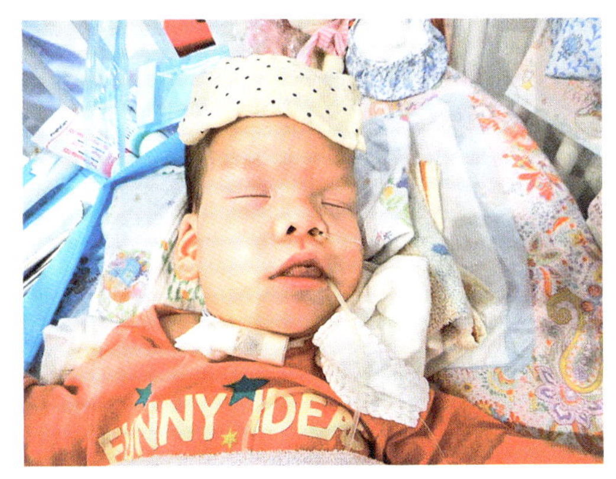

図3　患児の様子

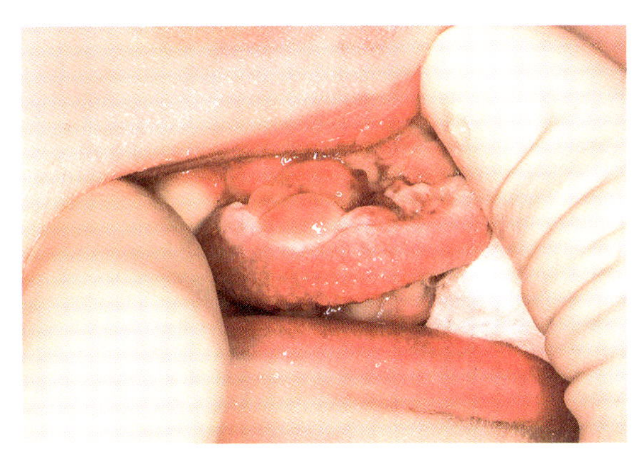

図4　舌損傷の様子

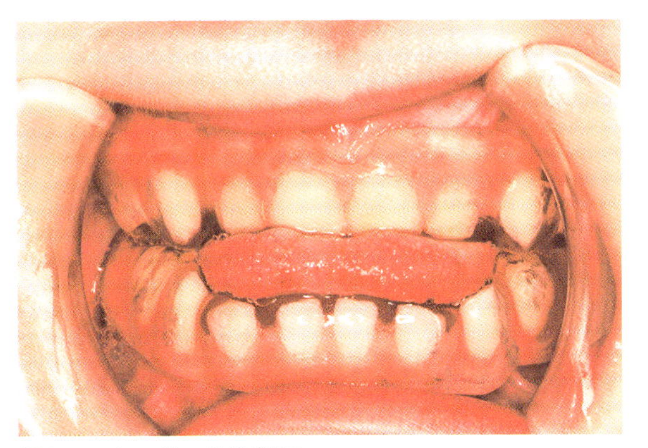

図5　マウスガード装着時

以上の症例で示すように，当院の小児在宅歯科診療部は他科と連携を取り，常に安全に配慮し，最善の口腔ケアを全ての子どもに提供することを心がけております．また，保護者とのコミュニケーションや患児の成長に寄り添うことを楽しみに，日々診療をしています．

（＊本稿の症例は保護者の許諾を得て掲載しています）

4 小児在宅歯科医療の臨床例

❷ 交換期の在宅重症児に対する残存乳歯の管理と歯科衛生士による口腔ケアを介入した例

医療法人純康会　徳地歯科医院（京都府）
和田智仁

当院では1996年頃より歯科訪問診療を始めました．当時は高齢者への訪問診療がほとんどでした．しかしながら，歯科医師会や医師会，薬剤師会，訪問看護ステーション，地域包括ケアセンターなどとの連携を深め，ネットワークを構築していくにつれ，さまざまな歯科訪問診療のニーズが浮き彫りとなってきました．そのなかでは，数年前よりNICUから在宅医療に移行した医療的ケアを必要としている在宅重症児の数が増加していると感じています．歯科訪問診療は高齢者だけではなく，神経難病や小児難病などの若年者にも必要であることが表面化しています．

本稿では，当院で歯科訪問診療を行った在宅重症児について，ご紹介します．

症例1　晩期残存乳歯の抜歯と口腔ケアを続けた症例

■患　者：10歳（初診時7歳），女児

■既往歴：ミトコンドリア脳筋症

■主　訴：「口腔内から歯牙様の破片が出てきた」と訪問看護師より口腔内診査依頼

■経　緯：1歳3カ月頃より体重増加不良，言語発達遅延，独歩遅延あり．その後は日常動作に障害はなかったが，3歳頃から症状の急な増悪がみられ，気管切開し人工呼吸器管理が必要となった．基幹病院退院後，在宅主治医による週1回の在宅訪問診療，週2回の訪問看護にて在宅医療へ移行となる．自発呼吸なく随意運動もほとんどない．刺激に対しては四肢を動かしたり顔をしかめたりするが，意思の疎通は困難である．経口摂取はなく，胃チューブ（経鼻）から栄養管理．嚥下反射はなく唾液は口腔内持続低圧常時吸引で管理．7歳時に訪問看護師より口腔内から歯牙様の白い破片が出てきたので，診て欲しいとの依頼で，歯科訪問診療開始．

■処置と経過：

初診訪問時，口腔内診査で舌根部付近に自然脱落した乳歯を発見しました．口腔内の異物を自己排除できない，または嚥下反射が惹起されない患者にとっては脱落した乳歯でも誤嚥や誤飲，

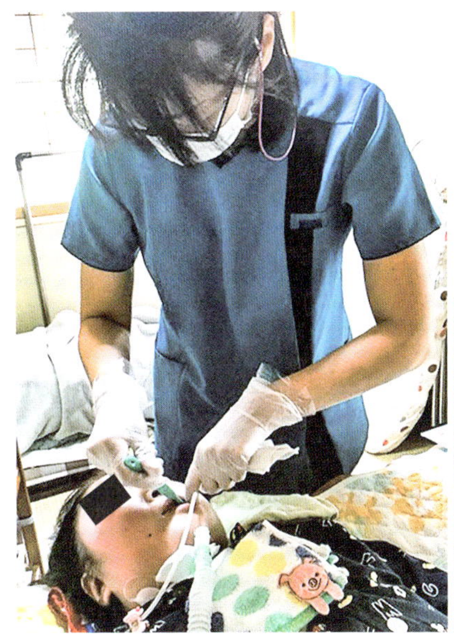
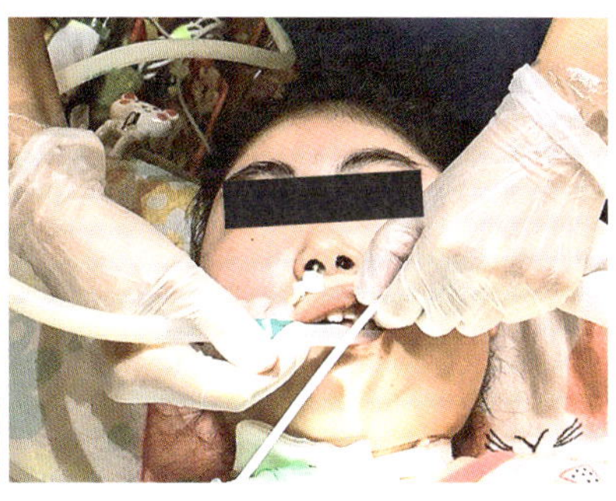

図1，2　歯科衛生士による口腔ケア

さらには窒息のリスクが高くなり非常に危険です．その他にも晩期残存乳歯が数歯あり，継続的口腔管理の必要性が認められました．また，口腔内の清掃状態改善のため，訪問歯科衛生士による専門的口腔ケアを開始しました（**図1，2**）．

残存していた乳歯は抜歯時の患児への負担軽減と抜歯後の出血量を最小限に減らすため，自然脱落直前まで観察し，侵襲の少ない時期に抜歯をすることにしました．抜歯までの間，口腔周囲筋のマッサージや開口訓練に並行して，臼歯や歯頸部など齲蝕や歯周病のリスクの高い部分に注意して口腔ケアを行い，適切な清掃器具の選択，使用方法を家族，訪問看護師に指導しました．嚥下反射が惹起されない患児にとって，口腔ケアの最中に刺激分泌される唾液のコントロールが重要となってきます．口腔ケア中の不潔な唾液を咽頭に流さないよう，吸引器付き歯ブラシの使用や頸部の角度，口腔ケア後の唾液の吸引の重要性など細かく指導をしました．歯科衛生士による専門的口腔ケアはいうまでもなく，家族，訪問看護師による日常的な口腔ケアが適切に行われることは齲蝕予防，口腔内衛生状態の改善だけでなく誤嚥性肺炎の予防にも効果的です．

また，歯科医師の指導のもと，お楽しみ程度の経口摂取を行なっています．口腔内にごく少量の食物を入れて声かけし，味や香りを楽しんだ後，吸引し，口腔ケアを行います．このように小児在宅訪問においては医療的なアプローチだけでなく，家族の心配事に耳を傾け，コミュニケーションを取り患児のみならず家族に寄り添うアプローチが非常に重要になると考えます．

2　おわりに

在宅重症児にとって，小児在宅歯科医療の果たす役割は医療的なアプローチだけではありません．可及的に口腔内環境を整え，予防的アプローチを行うことが在宅重症児の良好な口腔環境を維持するとともに，家族とともに生活に寄り添う医療が必要となります．一人一人の成長発達に応じた歯科的支援と，訪問看護師など，関わるさまざまな職種との情報交換を通じて医科と歯科の垣根を超えた他職種で連携していくことが重要となります．

小児在宅歯科医療の臨床例

❸ 地域の歯科医師会からの紹介による対応例

武田歯科医院(京都府)
武田吉治

京都府宇治市に位置する当院では，2002年頃より高齢者を中心に在宅，グループホーム，特養などへの歯科訪問診療を行ってきました．現在，歯科訪問診療の対象患者は80名程度(内，小児は2名)で，歯科訪問診療および歯科衛生士による口腔衛生管理を実施しています．

本稿で以下に示す症例は訪問看護ステーションからの依頼で，京都府歯科医師会内に窓口のある京都口腔サポートセンターからの紹介を受け，訪問に至ったものです．

症例1　摂食機能障害を発症したSGA児(週数に比して低体重・低身長)の慢性肺疾患*1のある小児の1例

■**患者**：1歳8カ月(初診時)，男児

■**既往歴**：超早産児(在胎27週2日)，超低出生体重児(出生体重437g)．

■**主訴**：口腔過敏でミルク以外の食べものを受け付けない

■**全身所見**：声門下腔狭窄による呼吸障害

■**口腔内所見**：口腔内の過敏

■**処置と経過**：

初診時は1歳8カ月の患者で，出生後はNICUで管理をされていました．その後，退院し，自宅に戻りました．酸素療法は終了して，呼吸器症状も落ち着いています．全身の所見として明らかな麻痺はありませんが，声門下腔狭窄による呼吸障害がありました．

運動機能の発達がかなり緩やかで，通院施設で理学療法士・言語聴覚士の指導を受け，ボバース法で療育されています．GH(成長ホルモン)適応のあるSGA(Small for Gestational Age：在胎不当過小児)[2,3]であり，体重増加も緩徐です．

歯科における主訴としては，声門下狭窄があるために泣くと呼吸がしにくくなる，口腔過敏が

＊1　小児慢性肺疾患

小児慢性特定疾患の慢性呼吸器疾患の1つです．

本疾患は新生児期の呼吸障害が軽快した後，あるいはそれに引き続いて，酸素吸入を必要とするような呼吸窮迫症状が日齢28を超えて続くものです．肺に病変がない無呼吸発作，一過性に酸素を必要とするが長期的な治療を必要としない肺炎などの急性疾患は除外します[1]．

強くてミルク以外の食べもの・飲みものを受けつけないということでした．

ミルクは1日100mLを2，3回に分けて摂取していました．スプーン，ストロー，歯ブラシなど口に何かが入ってくるのを拒否するので，歯みがきもできない状態でした．また，かかりつけ医の訪問はなく訪問看護のみサービスとして入っています．

歯科の初診時の状態としてミルクの摂取量が少なく，半年間体重増加していません．体の状態は指先・足先も過敏で，指先を立てて物をつかむ，手のひらではつかまない，つま先で歩き，足底をつかないなどです．口に入らない大きさの玩具でしか遊びません．慢性肺疾患があるため気道が細く，呼吸が悪い時は病院を受診しています．そのため，母親は激しく泣くことがないように気をつけています．母子関係は母親が食べさせることに一所懸命になりすぎているようで，色々な味を試したがうまくいかず，精神的衝突がありました．

当院の方針は，①脱感作療法，②呼吸器疾患のリハビリ，③口腔ケアを中心に据え，歯科衛生士とともに指導・ケアを行いました．過敏に対する脱感作は，顔面や手，足を触るように指導しました．このうち，呼吸器のリハビリはまだ有効な方法が見い出せていませんでした．口腔ケアに関しては，最初は少し嫌がっていましたが，徐々に慣れてケアをさせるようになりました．

母親は，物を食べないのは味の好みが合わないものと思い，色々な味を口に入れて試したそうですが，うまくいかず母子ともに精神的に関係が悪かったそうです．初回訪問時に過敏を取ることを指導すると，母親はすぐに実行に移されて唇に母親の指が当てられるようになりました．また，ママ友との話のなかで過敏が治ったら食べられると聞き，過敏を取ることに集中されました．訪問歯科が入ることによって相談する場が生まれ精神的に楽になり，母親に気持ちの余裕も生まれ，「子どもが食事を食べてくれない」という苦痛が少し軽減されたようです．

しばらくこの状態を続けて患児の成長発達を待つ予定でしたが，父親の転勤のため診療期間が約3か月と短期でした．また，転勤先の小児在宅歯科医療に対応できる歯科医院を見つけることに大変難航しました．

反省として，トータルケア的にみて摂食嚥下ばかりに目を向けるのではなく食事全体をみることが重要でありました．食環境においてのポイントは患児の食べたい意欲を引き出すことでしたが，期間が短く充分に指導できませんでした．多職種連携という面では施設と密に連携がとれませんでした．

1） 小児慢性特定疾患情報センター．慢性肺疾患
https://www.shouman.jp/disease/details/03_09_011/（2018年12月21日参照）
2） 佐藤拓代．低出生体重児保健指導マニュアル．大阪府立母子総合医療センター．2012年．
https://www.mhlw.go.jp/seisakunitsuite/bunya/kodomo/kodomo_kosodate/boshi-hoken/dl/kenkou-0314c.pdf（2018年12月21日参照）
3） 沢田　健．低出生体重児の成長と発達　NICU退院から1歳までを中心に．
http://www.city.sakura.lg.jp/cmsfiles/contents/0000012/12492/teitaijyuji-kouenkai.pdf（2018年12月21日参照）

小児在宅歯科医療の臨床例

❹ 気管切開患者に対する口腔ケア／筋ジストロフィー患者への歯科治療と食事指導例

前田歯科クリニック(大分県)
前田隆洋

当院は大分県北部の中津市に位置しています．筆者は父の歯科医院で通院困難となっていた患者への訪問診療を行ったことをきっかけとして訪問診療の必要性を感じ，2015年に訪問診療主体の歯科医院を開業しました．現在，外来診療と訪問診療の割合は3：7程度となっています．

在宅療養支援歯科診療所として届け出ており，歯科医師2名，看護師1名，歯科衛生士2名，事務1名から構成されるチームを組んで訪問診療を実施しています．小児在宅歯科医療は，地域の保健所の仲介により重症児(者)を診ている訪問看護事業所から打診がきたことがきっかけとなり始めました．

当院がこれまで歯科訪問診療を実施してきた8名について，**表1**に概要を示します．本稿ではこのうち2名について，症例として提示します．

症例1 気管切開患者に対する口腔ケア(表の症例1)

■**患　者**：3歳(初診時)，男児

■**既往歴**：水無脳症，中大脳動脈領域の大脳皮質欠損症，新生児仮死，ほか

■**主訴(家族の要望)**：「何か口から食べさせたい」

■**全身所見**：意思疎通はできず，気管切開されているため発声はなく，不随意運動が認められる

■**口腔内所見**：全顎にわたり歯肉炎や歯石沈着を認めた

■**摂食嚥下機能検査所見**：食物を咽頭へ送り込みは困難

■**診断**：歯肉炎，摂食嚥下機能障害

■**処置および経過**：

清掃指導，歯石除去を行ったところ，歯肉からの出血は減少しました．齲蝕予防のためにフッ化物塗布を行いました．家族の希望に応えるために，訓練としてクリームやアメを用いて味覚刺激を行いました．

歯科の初診からおよそ1年8カ月後(4歳8カ月時)で喉頭気管分離術を受け，食物が気道に入ることがなくなり，直接訓練のリスクが軽減したため，日本摂食・嚥下リハビリテーション学会嚥

表1　当院が訪問診療している重症心身障害児

症例	年齢（初診時）	性	原因疾患	既往歴	気管切開	経管栄養	主訴（家族の要望）	実施した歯科治療
1	3Y3M	M	水無脳症	中大脳動脈領域の大脳皮質欠損症，新生児仮死，先天性難聴，脳室-腹腔シャント留置術後，精神発達遅滞	○	○	口から食べさせたい	歯石除去，フッ化物塗布，摂食嚥下機能評価，食事形態指導
2	0Y8M	F	脳室拡大と小奇形	喉頭気管軟化症，小顎症，小奇形（耳介低位，手指変形），両側軽度難聴，精神発達遅滞	○	○	食形態の相談をしたい	歯石除去，フッ化物塗布，摂食嚥下機能評価，食事形態指導
3	2Y10M	M	滑脳症	先天性気管軟化症，慢性呼吸不全，心室中隔欠損症，小顎症，下咽頭腔狭窄に伴う喉頭蓋圧迫，声門上部狭窄，鼻腔狭窄，胃食道逆流症，臍ヘルニア，精神発達遅滞	○	○	口腔ケアをしてほしい	歯石除去，フッ化物塗布
4	1Y6M	M	A型食道閉鎖症	ファロー四徴症，肺動脈弁欠損，高位肛門閉鎖，精神発達遅滞		○	嚥下機能評価をしてほしい	歯石除去，フッ化物塗布，摂食嚥下機能評価，食事形態指導
5	14Y0M	M	福山型筋ジストロフィー	大動脈弁逆流，てんかん，無気肺，気管支喘息，精神発達遅滞，誤嚥性肺炎			嚥下機能評価をしてほしい	歯石除去，フッ化物塗布，⌈6 CR充填，摂食嚥下機能評価，食事形態指導
6	1Y9M	M	低酸素性虚血性脳症	新生児仮死，脳性麻痺，四肢攣性，精神発達遅滞	○	○	歯科検診をしてほしい	歯石除去，フッ化物塗布
7	4Y2M	F	低酸素性虚血性脳症	新生児仮死，脳性麻痺，急性脳症後の低酸素性脳症，潰瘍性大腸炎，精神発達遅滞		○	歯科検診をしてほしい	歯石除去，フッ化物塗布
8	7Y2M	M	低酸素性虚血性脳症	新生児仮死，脳性麻痺，多膿疱性白質脳症，てんかん，精神発達遅滞	○	○	歯科検診をしてほしい	歯石除去，フッ化物塗布 865⌋抜歯．

下調整食分類2013，コード2-1相当のペーストなどを用いて他事業所の言語聴覚士らと協働しながら直接訓練を開始し，少量ですが経口摂取を行っています．現在，ミキサー食にて直接訓練を行っています．

症例2　筋ジストロフィー患者への歯科治療と食事指導（表の症例5）

■**患者**：14歳（初診時），男児

■**既往歴**：福山型筋ジストロフィー，大動脈弁逆流，てんかん，ほか

■**主訴（家族の要望）**：「嚥下機能評価および口腔ケアをして欲しい」

■**全身所見**：全身の筋力低下があり歩行不可．発達遅滞があり，発語は単語のみ

■**口腔内所見**：全顎にわたり歯肉炎や歯石沈着を認めた．⌈6 に C_2 を認めた

■**摂食嚥下機能検査所見**：嚥下内視鏡検査（以下，VE）下でスナック菓子，とろみを付与していない水，ゼリーを用いた評価を行った．嚥下反射惹起遅延はなく，不顕性の誤嚥は認められなかった．一口量を増やすと，食塊の咽頭残留が増えた

■**診断**：歯肉炎，⌈6 C_2，摂食嚥下機能障害

■**処置および経過**：

⌈6 C_2 はCR充填を行いました．清掃指導，歯石除去を行ったところ，歯肉からの出血は減少し

ました．さらに，齲蝕予防にフッ化物塗布を行いました．

当院の訪問診療前には学校給食で誤嚥，窒息，救急搬送の既往が複数回あったとのことでしたが，VE所見から考えると，一口量が多いか嚥下前に次の介助を行うと誤嚥する可能性が示唆されました．そのため，一口量に注意し，1回の食事介助ごとの嚥下確認を実施するよう指導しました．指導後，誤嚥や窒息，誤嚥性肺炎の罹患はありません．今後は筋ジストロフィーの影響により，夜間のSpO_2低下や口腔期の嚥下のトラブルが予想されることを説明し，摂食嚥下機能を定期的に評価する予定です．

3 おわりに

在宅重症児に対する訪問歯科治療では，抜歯やVEを行うこともありますが，多くは口腔ケアや清掃指導です[1)]．モニター下での診療，可及的に無痛的な治療，診療が長時間に及ばないようになどの配慮をしました．障害の原因疾患や既往歴に応じた治療を行えば，治療のリスクは高くないことが示唆されました．

1）高井理人，大島昇平，中村光一，八若保孝．在宅人工呼吸器を使用する重症心身障害児に対する訪問歯科診療についての検討．小児歯誌．2017；55(3)：382-389．

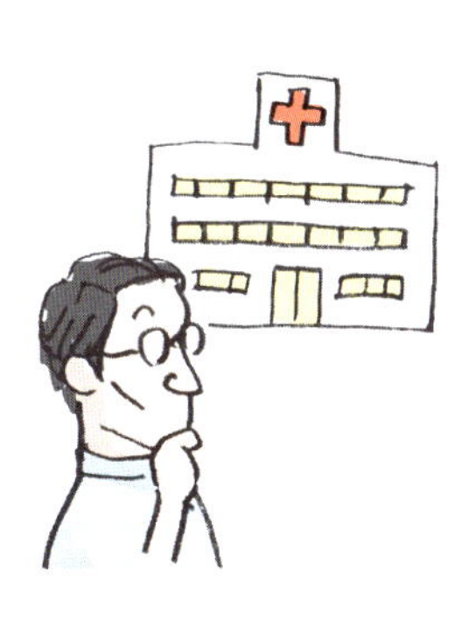

第4章

高次医療機関ができること・備えておくこと

1 訪問歯科の範囲と高次医療機関の範囲

❶ 病院歯科の立場から

東京都立小児総合医療センター　小児歯科
多摩小児在宅歯科医療連携ネット　代表
小方清和

多くの歯科医師は，これまで高次医療機関の歯科との医療連携は口腔外科的な依頼がほとんどであったと思います．では，障害児に対する歯科治療はどうでしょうか．障害児の歯科治療のニーズが増え，歯科医師会として口腔保健センターを開設し，歯科医師会会員による障害児歯科診療が頻繁に行われるようになりました．それまで地域の歯科医院では受け入れがなかなか困難であった障害児にとっては大変ありがたいシステムです．

ただし，こうした口腔保健センターでは医療的ケアが必要でない発達障害児や軽度の肢体不自由児が主な対象で，重症児への対応はいまだ困難です．歯科はまだまだ医療連携が十分でない印象を筆者は持っています．重症児に対する医療的ケアは多職種が関わってはじめて行えます．そのためにもわれわれがいま行おうとしている小児在宅歯科医療連携を通して病院歯科と地域の歯科医院との連携が一層強固になり，重症児の小児在宅歯科医療を安心して受け入れることができるシステムづくりを構築していく必要があります．

1　小児専門病院から在宅医療への移行

訪問診療が必要な重症心身障害児（者）や医療的ケア児は，全国に点在する小児専門病院（**表1**）や総合周産期母子医療センターで治療を受け，在宅へ移行します（**図1**）．それらの病院がある地域だけでなく，隣接県近隣市の重症児の急性期医療機関としても機能しています．医療的なケアが必要な子どもが，在宅医療への移行を行うための行政でのサポート体制は確立していないため，それぞれの病院が，在宅に移行する患児とそのご家族に対し，独自の「小児在宅医療サポートチーム」を結成し，在宅に向けコーディネートしています[1]．

表1　全国の小児専門病院37施設（日本小児総合医療施設協議会会員36施設＋1施設※）

北海道	
北海道立子ども総合医療・療育センター（歯科は入院患者のみ，非常勤，週1日）	
東北	
宮城県立こども病院	もりおかこども病院※
東北大学病院小児医療センター	
関東	
茨城県立こども病院	獨協医科大学とちぎ子ども医療センター
自治医科大学とちぎ子ども医療センター	群馬県立小児医療センター
埼玉医科大学総合医療センター小児センター	埼玉県立小児医療センター
東京女子医科大学八千代医療センター	千葉県こども病院
東京都立小児総合医療センター	国立成育医療研究センター
東京大学医学部附属病院小児医療センター	慶應義塾大学医学部周産期・小児医療センター
神奈川県立こども医療センター	
中部	
長野県立こども病院	岐阜県総合医療センター小児医療センター
静岡県立こども病院	
あいち小児保健医療総合センター	愛知県心身障害者コロニー中央病院
名古屋第一赤十字病院小児医療センター	国立病院機構　三重病院
近畿	
滋賀県立小児保健医療センター	大阪府立母子保健総合医療センター
大阪市立総合医療センター小児医療センター	大阪大学医学部付属病院小児医療センター
社会医療法人　愛仁会高槻病院	兵庫県立こども病院
京都府立医科大学小児医療センター	
中国・四国	
国立病院機構　岡山医療センター	国立病院機構　四国こどもとおとなの医療センター
県立広島病院　母子総合医療センター	
九州・沖縄	
福岡市立病院機構　福岡市立こども病院	沖縄県立南部医療センター・こども医療センター
聖マリア病院総合周産期母子医療センター	

歯科がある小児病院（15施設）　歯科がない小児病院（14施設）　口腔外科，成人が対象（8施設）

（各病院のHPによる調べ，平成30年10月現在）

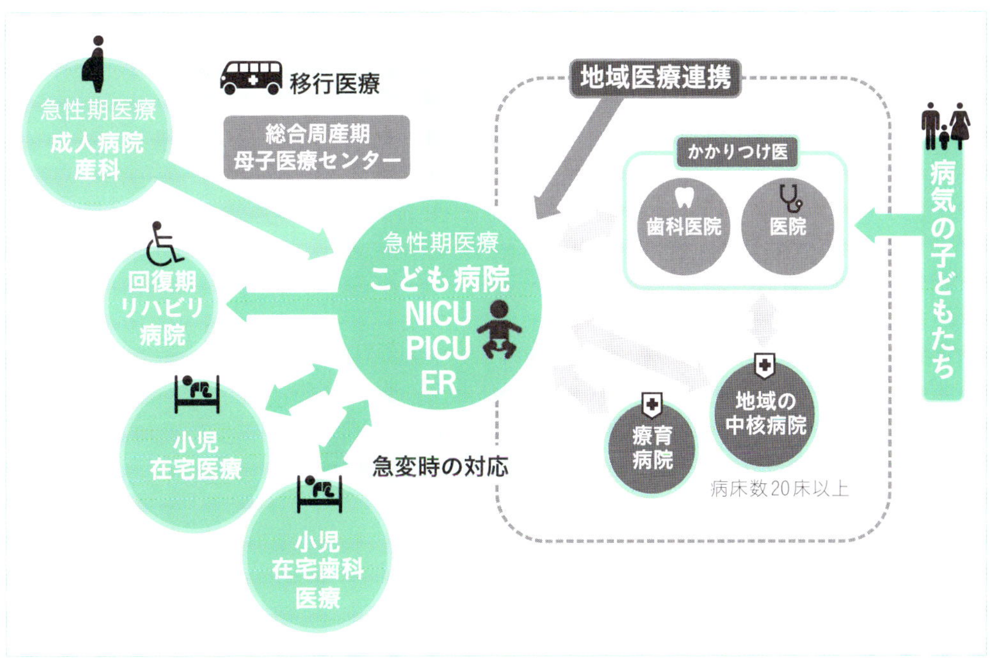

図1　小児病院から在宅への移行

2 小児専門病院での歯科医師の役割

小児専門病院における病院歯科のおもな役割は，医療的ケアが必要な患児への歯科治療と，入院中の患児たちの口腔内管理です．医療的ケア児が口腔内に疾患が発症した場合，全身管理を行いながらの治療が必要であったり，全身の緊張が強く，通常下では歯科治療が困難であるため，全身麻酔下での対応が必要であったりします．このような全身管理下での歯科治療を得意としているのが，病院歯科の特徴です（**図2**）．呼吸器に疾患をもつ長期入院の患児へは，呼吸器サポートチーム（respiratory support team：RST）の一員として，小児集中治療室（pediatric Intensive care unit：PICU）や新生児集中治療室（natal intensive care unit：NICU）へ，人工呼吸器関連性肺炎（VAP）の予防，術後の合併症発症率減少に貢献できるよう積極的に口腔ケアに取り組みます．また，「在宅医療への移行に先立ち，口腔ケア方法をご家族に指導いただきたい」と小児科医から依頼を受けることがあります．しかし，大多数の小児病院は病院の規模に比べ歯科医師のメンバーが少なく，病院内のすべての子どもたちの口腔ケアを実施し，退院までに指導することは極めて困難であるばかりでなく，退院後の歯科受診はどうすべきかと悩むところでもあります（**図3**）．

●病院歯科の得意とするところ
- 小児がん患者への周術期口腔ケア
- 呼吸器を付けた患者の口腔ケア
  （写真A：PICUで呼吸管理が必要な感染症患児）
- 有病児の歯科治療
  （写真B：先天性心疾患患児の多数歯齲蝕）

●病院歯科の不得手なところ
- 長期的な口腔内管理
- 歯科疾患の予防

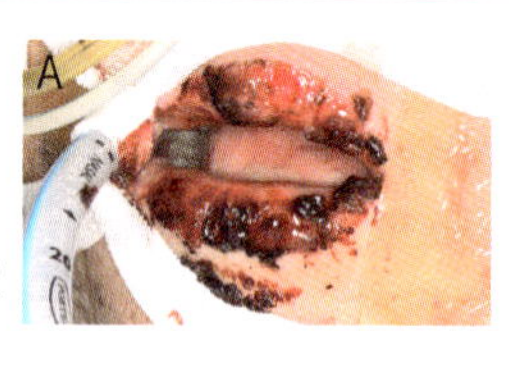

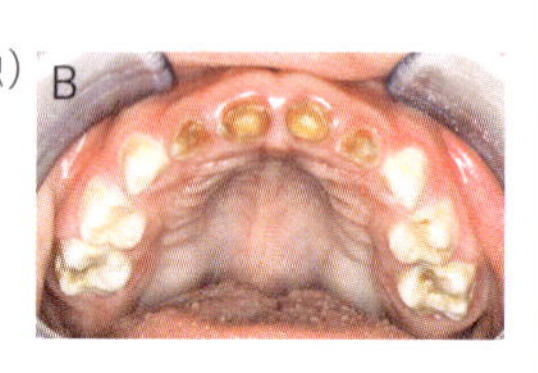

図2　小児専門病院での歯科医師の役割

在宅移行前に口腔内のケア方法について病院歯科がご家族に説明することが必要なのか？

↓

訪問歯科医師がその家庭にあった口腔内のケア方法をご家族と一緒に考えることに意味があると気づく

↓

子どもの成長発達に応じた変更も可能であるのが訪問歯科医師の強み

図3　在宅重症児の口腔内管理に小児在宅歯科医療が必要な理由

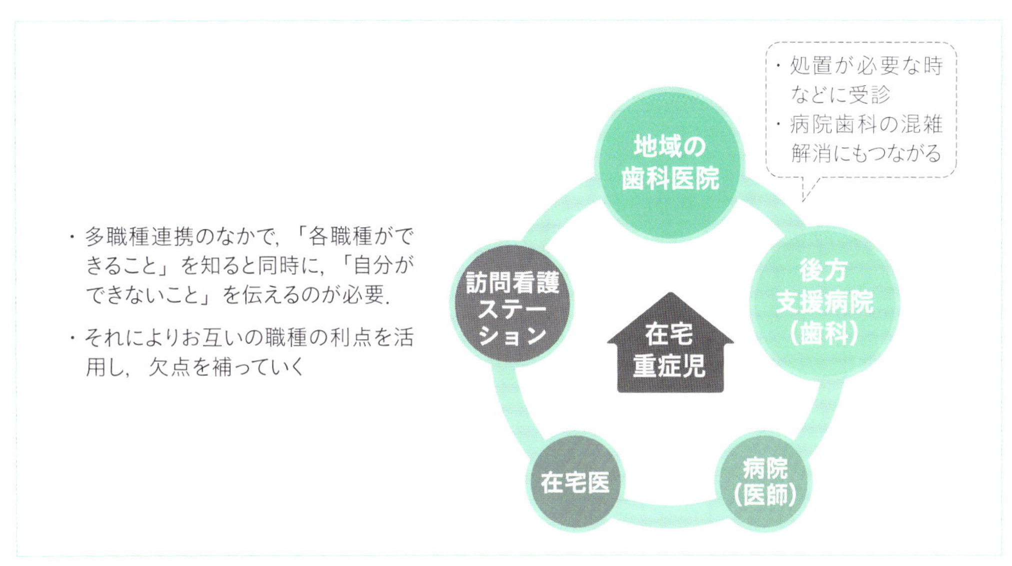

図4　地域を超えた全身管理の連携ネットワーク

退院前に気管内吸引，経管栄養，人工呼吸器などの説明をするのと同じように，口腔内のケア方法について病院歯科が家族に説明するのが良いと当初は考えていましたが，むしろ家庭に訪問する歯科医師や歯科衛生士がその家庭にあった口腔内のケア方法を家族と一緒に考えることに意味があると気づきました．また，在宅重症児の成長発達に応じた変更を加えていくという極めて重要な診療が可能であるのが在宅医療の利点であり，訪問した歯科医師や歯科衛生士でなければできないことでもあります（**図4**）．多職種連携と最近はよくいわれていますが，病院歯科と地域で活躍されている歯科医院との連携さえもまだよく取れていないように筆者は感じています．

まずは，地域の病院歯科と連携をとってみませんか？　紹介状のやりとりだけでなく，実際に顔を合わせた付き合いをすることで，連携もとりやすくなると思います．お互いの利点をうまく活用し，足りないところを補うことで，在宅重症児と家族のQOL向上につながるでしょう．

1）冨田　直．小児専門病院における採択医療支援の取り組み．日在医会誌．2015；16（2）：27-40.

1 訪問歯科の範囲と高次医療機関の範囲

❷ 大学病院の立場から

日本大学歯学部小児歯科学講座
白川哲夫

1 大学病院からの訪問診療

最近では医科の大学病院，歯科の大学病院ともに訪問診療を提供する部局の設置が検討されはじめており，わずかではありますが実施に移されているところもあります．一方，大学病院の役割としては高度医療の提供，新規医療技術の開発，医師・歯科医師等の医療人の養成がまず挙げられますので，訪問診療を新たに大学病院の業務に組み込むかどうかはそれぞれの大学病院の考え方次第であり，現状では一定の方向性は示されていません．

医科からの訪問診療の対象としては，「経管栄養や人工呼吸器管理などを継続する必要があるが通院が困難な在宅患者」などが候補に挙げられます[1]．このような患者では専門的な口腔ケアも必要なため，歯科からの訪問診療の対象でもあります．小児，成人ともニーズがあると考えられますが，現在おもに開業の歯科医師によって実施されている歯科訪問診療の対象はほとんどが成人です[2]．

現在のところ，歯科系大学病院チームによる在宅重症児への在宅歯科医療として，おもに摂食機能評価や摂食嚥下リハビリテーションが行われています[3]．大学病院の小児歯科あるいは障害者歯科からの在宅重症児への在宅歯科医療については，全国的にみてもまだ検討段階です．

2 在宅重症児の大学病院受診と歯科診療

大学病院とは大学の附属施設である病院のことをいいますが，医科の大学病院と，歯科大学あるいは歯学部が運営する大学病院は，その規模や診療科の種類，先端医療機器の設置状況等において大きな違いがあります．医学部の拠点病院は総合病院で，ほぼすべての診療科が設置されていますが，それらのうち歯学部が設置されていない大学の拠点病院には小児歯科はなく，歯科系の診療科は歯科・口腔外科が一般的です．以前に国立大学歯学部に設置されていた附属病院については，東京医科歯科大学と大阪大学を除きいずれも病院統合され，現在は各大学病院の歯科系診療科として位置づけられています．したがって在宅重症児が大学病院の歯科を受診する場合，病院統合された大学病院では以前に比べ医科診療科との連携が図りやすい体制になっているといえます．

一方，医科の診療科がない，あるいは小児科，救急科などが設置されていない歯科系大学病院では患者さんの体調管理や救急対応に限界があります．したがって，たとえば医療的ケア児の歯科診療をそれらの病院に依頼する際には，処置中の呼吸等の管理を含めて受け入れが可能かどうか，また全身麻酔下の歯科治療を希望する場合は実施が可能かどうかなどについて，事前に確認しておくことが大切です．受け入れの可否については，歯科治療を担当する診療科の歯科医師が歯科麻酔科医師と協議して判断する場合が多いようです．

3 一般の開業歯科医師から大学病院歯科への在宅患者紹介

歯科訪問診療を担当している一般の開業歯科医師が大学病院の歯科に診察依頼をする場合，要介護成人（おもに高齢者）と在宅重症児では通常，紹介先の診療科が異なります．前者については一般の成人の診療科あるいは障害者歯科（またはスペシャルニーズ歯科）がおもに担当します．それに対して重症心身障害児（者）や医療的ケア児はおもに小児歯科（大学によっては障害者歯科の場合もあり）が診療を担当します．在宅重症児では染色体異常や神経系の疾患が多くみられ[3]，年齢も0歳から青年期まで幅広いため，小児の発達や療育について十分な知識があり，臨床経験の豊富な歯科医師が担当する必要があります．また担当医は重症心身障害児と医療的ケア児の相違点[4]を把握している必要があります（**表Ⅰ**）．

なお，摂食指導については，摂食嚥下リハビリテーションを専門とする歯科医がほとんどの歯科系大学病院に在籍していますので，あらかじめ大学病院に問い合わせてから診察依頼の手続きをすると連携を円滑に進めることができます．

表Ⅰ　重症心身障害と医療的ケアの相違点[4]

	医療的依存度	肢体不自由	知的障害
重症心身障害	医療依存度が高い者と低い者が混在（医療依存度は条件ではない）	重度の肢体不自由があることが条件	重度の知的障害があることが条件
医療的ケア	例外なく医療依存度が極めて高い	肢体不自由であるとは限らない（内部機能障害の者も存在する）	重度の知的障害であるとは限らない（知的障害は軽度またはない者も存在する）

1）東京都福祉保健局医療政策部医療政策課．在宅医療実践ガイドブック―多分野融合型連携をめざして―．東京都，2008．
2）箱崎守男，石井拓男，角町正勝編著．医療連携による在宅歯科医療―新しい医療提供体制に歯科はどう関わるか―．日本歯科評論，2008．
3）田村文誉，町田麗子．摂食嚥下障害のある在宅重症心身障害児への支援．地域リハ，2016；11（7），435-440．
4）日本医師会小児在宅ケア検討委員会．現行の重症心身障害判定と医療的ケア児者との関係性．平成28・29年度小児在宅ケア検討委員会報告書．2018．

よりよい連携を取るには—受け入れ側からの提案

社会福祉法人日本心身障害児協会島田療育センター　医務部歯科診療科
稲田　穣

1 在宅重症児の歯科医療

小児在宅歯科医療を行う際にまず考えなければいけないことは，自院の診療システムで「何ができて，何ができないか」を認識することです．患児の家庭に出向いて行う医療ですから，普段の行っている歯科医療をすべて行えるわけではありません．これは患児の医療的背景にも左右されます．本書で対象とする在宅重症児の多くは，気管切開や呼吸器管理などの医療的ケアを行っていることが少なくありません（**図1**）．

患児の医療的背景，すなわち原疾患や障害名，医療的ケアの有無（呼吸器管理，胃ろう管理の有無など）などは，在宅医療を行う際の基本情報です．特に重症心身障害児（者）においては，多くの疾患が併発し，医科の先生が数人で担当している場合があります．その場合は在宅を推し進めるうえで中心となっている先生（多くの場合，実際に在宅診療をしている先生や，小児病院や療育病院の先生）と連絡を取り，医療や生活面での情報を共有してみましょう．こうした情報は初診時などにまとめておくと便利です（**図2**）．そして，そのなかに歯科医療をいかに取り入れていくかを考えていけばいいのです．その際，無理に自院で完結することを目指すのではなく，高次医療機関を効率よく利用することを考えてください．

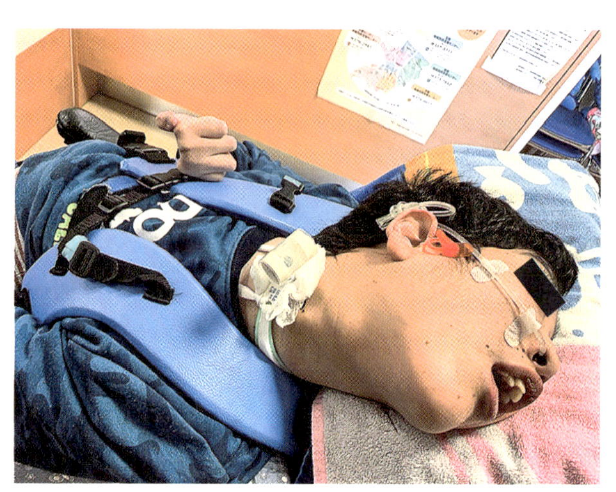

図1　医療的ケアの一例：気管切開と経管栄養

患者　○○　○○　　様　サマリ

生年月日　○○年　○○月　○○日

原疾患・障害名：脳性麻痺，気管切開，呼吸器管理，胃瘻

担当医：

1．在宅担当医：○○クリニック院長　○○先生　第 4 火曜日 Pm 3：00～在宅診療

2．支援病院：

医療的ケア担当・指導：

○○療育病院　小児科　○○先生　3 カ月に 1 度通院　呼吸器・胃瘻などの管理，物品購入

胃瘻造設，管理担当

○○小児総合医療センター　消化器科　○○先生　5 年前に造設

循環呼吸器担当

○○小児総合医療センター　呼吸器科　○○先生　3 年前から気管切開，呼吸器管理

3．家族：母，父，祖母，姉

主な介護者　母

4．食事：胃瘻より，時々お楽しみ程度の経口摂取，甘い物好き

5．排泄：おしめ

6．学校：

○○支援学校訪問学級，以前は学校に通っていたが，3 年前に呼吸器管理になってからは，訪問学級，学校に行きたい気持ちは強い

図 2　患者サマリの一例

2　高次医療機関を効率よく利用する

高次医療機関は，主に大学病院や総合病院，療育病院，歯科医師会運営の口腔保健センターなどが役割を担い，こうした施設は有病者・障害者への歯科治療を行っている場合が多いです．在宅でできるところは在宅で，在宅では難しい場合は高次医療機関を利用します．

ほとんどの高次医療機関は，小児在宅歯科医療の支援病院の機能を持ち合わせています．病院によって差はありますが，（小児歯科や障害者歯科の）専門医などが配置され，①バイタルサインモニター下での治療，②各種鎮静法や全身麻酔等下での治療，③摂食嚥下関連の VF，VE 検査，などを行っている場合が多いです．多くの場合，病院のウェブサイトなどで受け入れ可能な疾患，治療範囲などを公開していますので，確認するのがよいでしょう．

依頼をする場合は，高次医療機関に依頼したい治療内容はもとより，自院でどのくらいの期間どの程度の治療や管理を行っているか，患児の治療する際の注意点（ベッドサイドか車いすか，どのような姿勢・体位がとれるかなど），その時の患児の様子（歯科医療の受容や開口の状況）などを伝えていただくと治療時の参考になります．こうした情報をいただけると，病院での治療を終えた後に再度在宅をお願いする場合，何らかの改善点などのアドバイスを行うことが可能になるかもしれません．

また，高次医療機関では一般の開業医師に対して人的資材や設備を開放している所もあります．患者さんと一緒に来院いただき，治療を一緒に行うシステムです．登録医制度などの名称でこのシステムが利用できる病院もあります．このシステムの利用は，双方の医療環境の向上にも，なにより患者様の QOL の向上に繋がります．一度問い合わせをしてみるのもいいでしょう．

3 高次医療機関での治療の実際

愛知県医療療育総合センター　歯科部
加藤　篤

重症心身障害児（者）の歯科治療やケアにおいてはリスクを伴うことが多く，全身状態の詳細な把握，特に呼吸・誤嚥・姿勢に注意をしなければなりません．本稿では，筆者が勤務する病院における重症児（者）の診療の流れを解説します．

診療を行う前には，まず他科のカルテや保護者からの問診などにより詳細な情報を確認し，そのうえで吸引や酸素など十分な器具の準備をしたうえで治療・ケアを行います．重症児（者）は言語理解・表出はなくとも，歯科治療の音，痛み，においなどの不快刺激により，全身の緊張亢進から呼吸困難などを起こし，より治療が困難な状況が発生することは少なくありませんので，その点にも配慮します．

当院での重症児（者）の歯科初診数は約10年前から増加傾向にあります．それに伴い，気管切開管理や人工呼吸器使用，経鼻栄養，胃ろうの管理など濃厚な医療的ケアを必要とする重症児（者）は当院歯科受診患者の9.3%を占めており，現在も増加傾向にあります（**図1，2**）．

重症児（者）に対する処置としては齲蝕処置，歯周疾患管理だけでなく，過度の緊張や舌運動不全による歯列不整，口腔機能低下による口腔細菌の増加などが多く認められることから，口腔機能低下や肺炎を防止するような口腔衛生管理の重要性が高くなります．また安全に食事を摂れるよう食形態や姿勢を整えるなど「食」に関する相談も多いのが特徴的です．

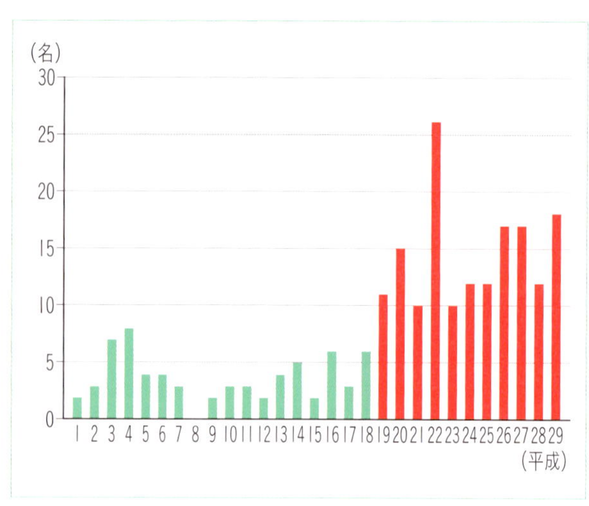

図1　当院歯科における重症児（者）の初診患者数

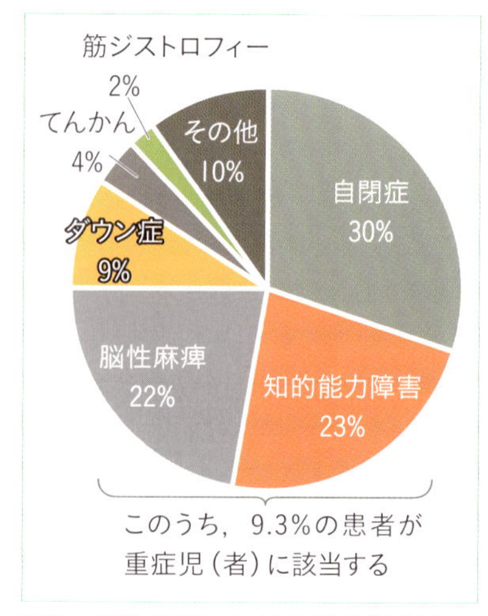

図2　当院歯科における重症児（者）の割合

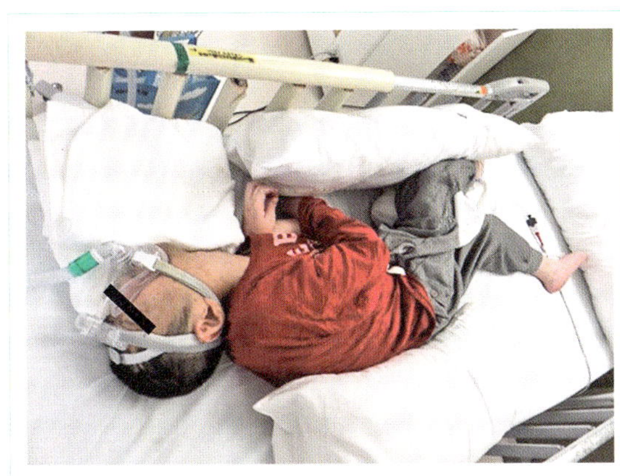
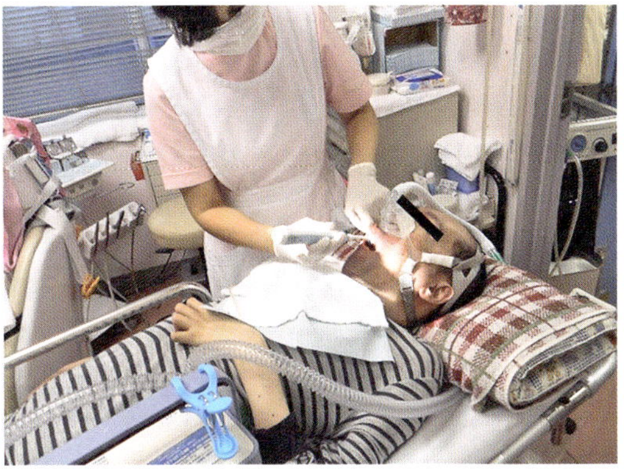

図3，4　呼吸への配慮

1　呼吸状態の確認

重症児（者）の死亡原因の多くは呼吸器感染症です．呼吸状態を十分考慮したうえで治療・ケアを行う必要があります．

診察当日の顔色，呼吸状態などは常に確認します．さらに問診から日常的なSpO_2値，在宅酸素療法の有無，人工呼吸器の使用の有無などを確認します．

医師から気管切開を勧められているが何らかの理由で踏ん切りがつかないまま日常生活を送っている重症児（者）も多くみられます．そうした場合は呼吸状態が極めて悪いことが想定されるため，慎重な対応が必要となります．診察時はSpO_2モニターを必ず装着し，呼吸状態を監視しながら無理はせず，時には休憩を挟みながら行います（**図3，4**）．

2　咽頭への水分流入・誤嚥

重症児（者）は何らかの摂食嚥下障害を有している場合が多く認められます．現状の能力評価のために事前に問診で食事の形態，日常的な誤嚥の状況（食事中のむせ，唾液誤嚥），吸引の回数，湿性嗄声・喘鳴の状況，嚥下検査既往などを聴取します．診察時は治療・ケアで発生する水分を可能な限り排出・吸引する必要があります．

咽頭に水分の流入が可能な限り少なくなるよう頭位を考慮することや，体全体を側臥位にするなどの配慮が必要です（**図5，6**）．

3　姿勢

経年的な側彎症の悪化，特に思春期に起こる成長スパートなどは急激な姿勢の変形を伴うことが多いため，それに伴う呼吸状態や嚥下障害には注視していく必要があります．診療時は重症児（者）本人がいかにリラックスできる体位が取れるかを模索する必要があります．必要によりバ

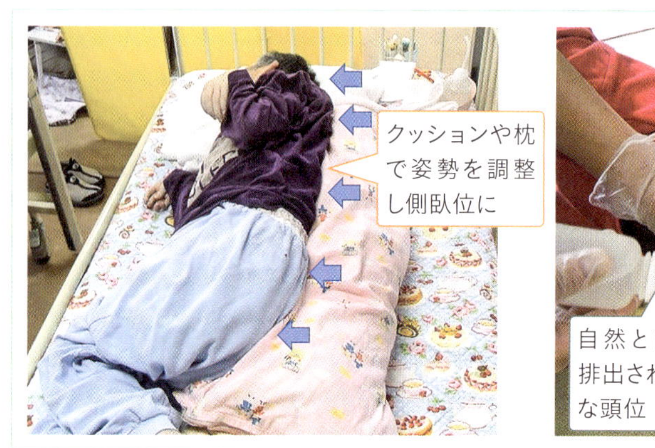

図5，6　咽頭への水分流入・誤嚥防止

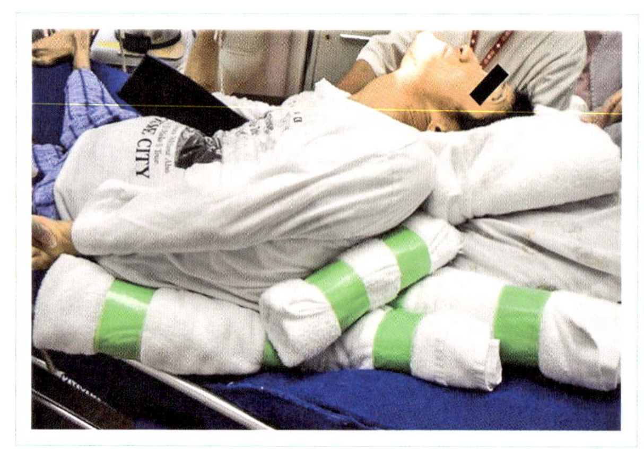

図7　リラックスできる姿勢への配慮

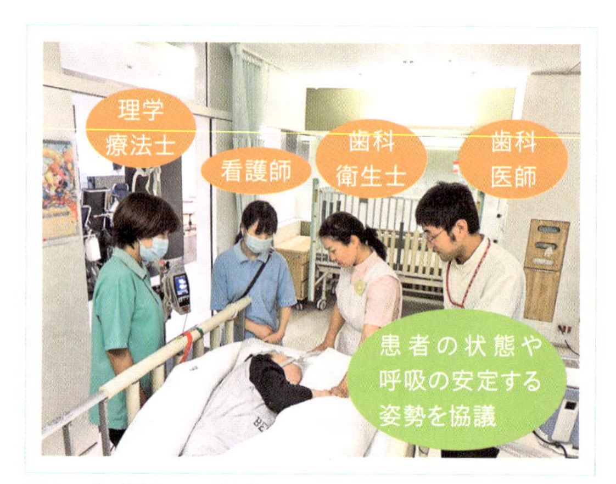

図8　多職種での検討

スタオルを巻いたものをクッションとして利用するなどの配慮を行います（**図7**）．

4　在宅でのケアに向けて

日常的にケアをする方法と同じ方法を診療室で再現し，何が難しいかを検証します．

(1) 歯ブラシの使用法，サイズの適否

(2) 粘膜排除の方法

(3) ケアの時間（呼吸状態を考慮した方法の確立）

(4) ケアによる水分のコントロール（吸引の頻度の再考）

(5) リラックスできる体位（姿勢のコントロール調整）

(6) マンパワーの確保（同居者の協力，社会的資源の活用）

重症児（者）は一人ひとりで最適なケア方法・姿勢が全く異なるため，保護者，主治医，看護師，セラピスト（言語聴覚士・作業療法士・理学療法士），管理栄養士など関わっている多職種での協議が必要となります．連携を密にし，可能な限り情報を収集することで，最適な方法を見つけることができます（**図8**）．

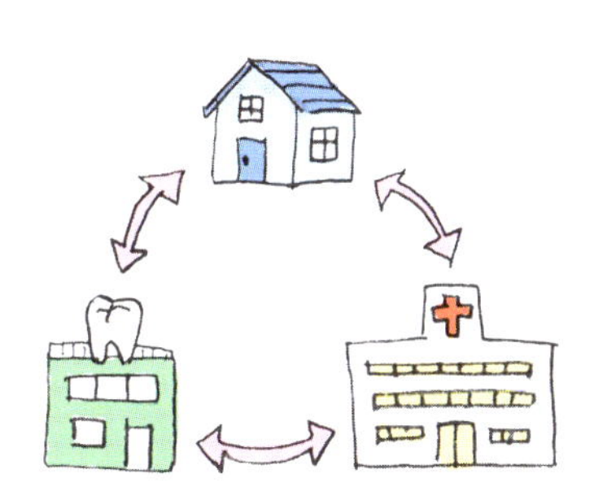

おわりに

連携の輪を広げよう

実践

小児在宅歯科医療

おわりに
―連携の輪を広げよう
❶ これからの小児在宅歯科医療―遠隔医療について

日本歯科大学口腔リハビリテーション多摩クリニック
菊谷　武，永島圭悟

近年，情報通信機器や技術の飛躍的な進歩に伴い，「オンライン診療」普及の可能性が論議されています．この背景には，医師の過剰負担に対する働き方改革や，地域における医療者の偏在に対する改善も絡んでおり，今後も議論が進んでくると考えられます．

一方の歯科界においては，診療がいわゆる外科的処置を中心としているために，遠隔画像診断以外の論議は乏しいといえます．しかし，在宅医療に目を向ければ，そのオンラインにおける診療の可能性は大いにあると考えられます．

1 用語の定義

2018年3月に厚生労働省から発出された『オンライン診療の適切な実施に関する指針』において，本稿で扱う用語の定義がなされています．「遠隔医療」とは，「情報通信機器を活用した健康増進，医療に関する行為」とされ，「オンライン診療」とは，そのうち，「医師–患者間において情報通信機器を通して，患者の診察及び診断を行い診断結果を伝達する等の診療行為をリアルタイムに行う行為」とされています．

また，「オンライン受診勧奨」や「遠隔医療相談」についても定義されており，医師–患者間（D to P）において情報通信機器を通して患者の診察を行ったうえで，前者は「医療機関への受診勧奨をリアルタイムで行う行為」とされ，後者は，「一般的な情報提供を行う行為」とされています．

2 在宅小児患者へのオンライン診療の導入

在宅診療における対象者は，その年齢に関わりなく，1）外来診療室に身体的理由，健康上の理由により通院が困難である者，2）診療を実施するにあたり生活環境での対応が必要またはそれにより高い効果が望めると判断される者，であると考えられます．また，在宅診療の意義は，

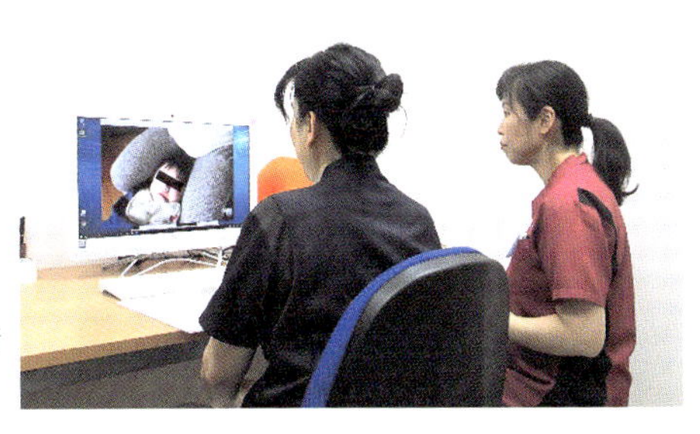

図1　オンライン診療の様子（クリニック側）
モニターに映る患児の食事の様子を歯科医師・歯科衛生士が確認している

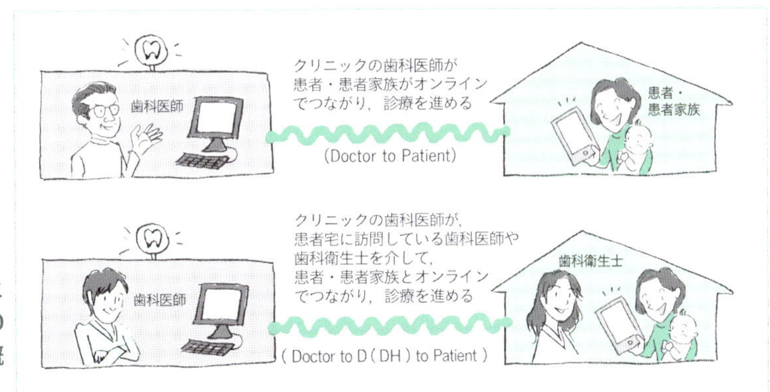

図2　オンライン診療におけるD to P，D to D（DH）to Pの概要

患者の生活を支援するために生活の場で診療を行うということです．

そこで，筆者らの施設では，通院が難しい小児患者を主な対象とした摂食指導についてのオンライン診療導入を試みています．患児には，まず初診および数回の外来診療を行います．そうした過程を経た後，在宅にいる患児および家族に対してオンラインによる指導に移行し，必要に応じて適宜外来診療を組み合わせる，という形をとっています（**図1**）．摂食嚥下指導においては，実際に食事を摂取している場面を評価することが重要です．そのため，オンラインによって家庭での様子を観察評価できることの利点は大きなものです．

また，摂食嚥下指導の対象となる患者の多くは，複数の併存疾患を有し，全身状態が安定していないなどの理由もあり，継続して外来通院が困難である場合も少なくありません．さらには，家族や介護者の体調や都合によっても来院状況は左右されます．診療予約の中断は，適切な時期に適切な診療頻度を確保できないことにつながり，機能獲得や機能改善が困難となってしまう場合もあります．こうした問題を解決するためにも，オンライン診療は有用であると考えています．

3　今後の展望

また，現在では筆者らのクリニックのスタッフと患児・介助者が直接つながる形を取っていますが（上述のD to P），将来は地域の歯科医師や訪問看護師が患児宅へ訪問する際に，オンラインであることを利用して，医療者側の診療を援助する方法（医師−医師間［D to D］，歯科医師−看護師間［D to N］，歯科医師−歯科衛生士間［D to DH］）も考えられます（**図2**）．

1）厚生労働省．オンライン診療の適切な実施に関する指針．平成30年3月．
https://www.mhlw.go.jp/file/05-Shingikai-10801000-Iseikyoku-Soumuka/0000201789.pdf

おわりに
―連携の輪を広げよう

❷ 地域のなかでの連携の意義，地域を越えたつながりの価値

東京都小児総合医療センター　小児歯科
多摩小児在宅歯科医療連携ネット　代表
小方清和

本書の「はじめに」で述べたように，小児在宅歯科医療でまず行うことは，口腔内を診察し，現状をよく把握することです．そして，小児在宅歯科医療において基本的な診療体制をよく説明し実施するには，地域で連携が取れている必要があります．

1 医療情報の共有

地域の歯科医療従事者が小児在宅歯科医療を行う場合，他職種や高次医療機関との連携が必要となります．そのためには「各職種ができることを知る」ことは重要ですが，それ以上に「できないことを伝える」ことについて，それぞれの職種がお互いの利点は活用し，足りないところは補っていくことで在宅重症児を支えることができるのではないかと思っています（**図1**）．さまざまな職種が，それぞれの利点と欠点を明らかにし，患児やご家族を支える地域の多職種チームの一員として歯科が活動し，歯科の役割を果たすための連携の核として，地域の歯科訪問診療の活動が機能することを望んでいます．

2 患者さんをどこから紹介していただくか

小児在宅歯科医療は，基本的には一人で始めるのではなく，地域の活動グループを通して基本的な診療体制を決めてから始めるべきでしょう．地域の小児在宅医師や訪問看護ステーションから子どもたちの紹介を受けるのがよいと思います．また「たましょう歯ネット」のような支援団体や，小児専門病院からご紹介するケースもあります．ここでも歯科医師間の連携を密にして対応すべきと考えます．

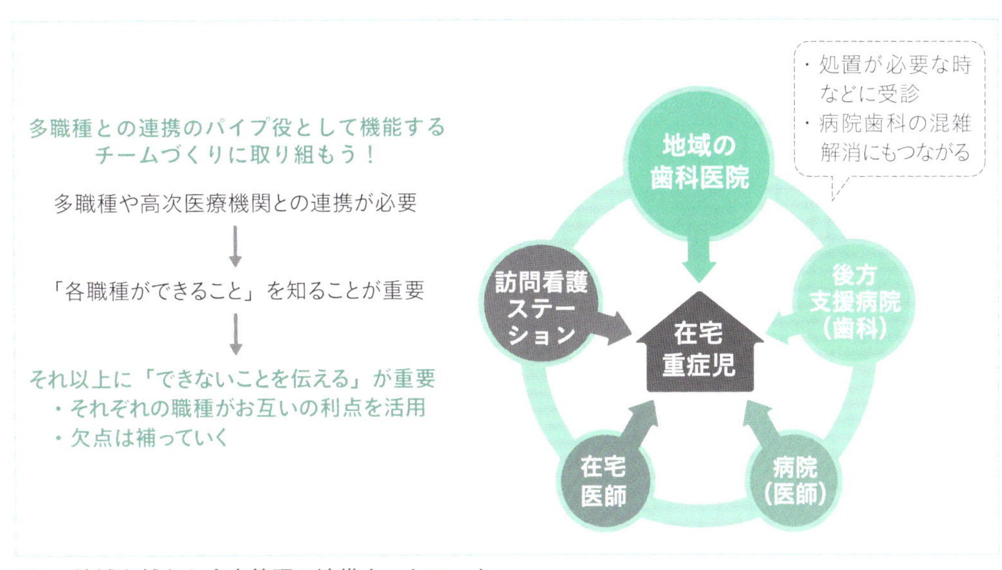

図1　地域を越えた全身管理の連携ネットワーク

3　さらにステップアップを目指すには

本書を読まれて参考になる内容があったり，すでに実践されている内容があったりしたことでしょう．本書に書かれている内容は通常の歯科診療からみると特殊ではありますが，全国で小児在宅歯科医療に携わる方々にとってはスタンダードな内容です．ただし，子どもたちは一人ひとり全身状態や医療的ケアの内容，家庭環境が異なります．本書に記載の内容にとらわれず，子どもとご家族の生活環境の向上を一番に考え，ステップアップをしてください．例えば在宅重症児の全身状態を把握する場合，ご家族に問診票の全てを記載いただくのではなく，かかりつけ医や訪問看護側からあらかじめ全身状態の情報を取得することができれば，ご家族の負担軽減につながります．地域での連携の輪を広げることで歯科医療の幅を増やすことが可能となるのです．

今後の方向性としては，地域全体がひとつとなり，多職種で連携して機能すること（地域共生社会の構築）を目標としています．1人ではできなかったことが連携を強固にすることでさらなる歯科医療の質向上につながると思います．本書を通して，小児在宅歯科医療が全国に根付くよう取り組むことができると信じています．

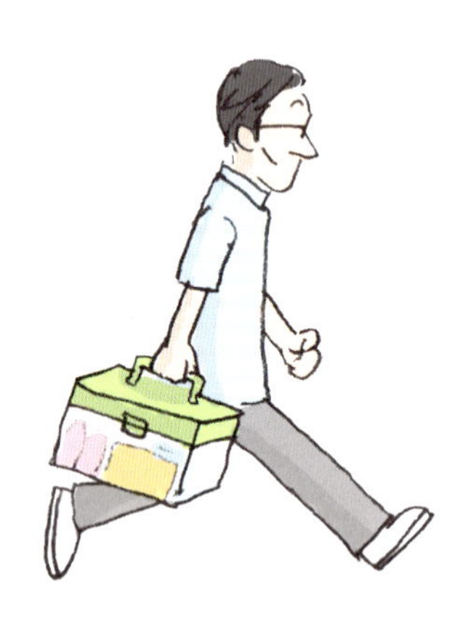

実践　小児在宅歯科医療
①初めての小児在宅歯科医療に取り組むまで

医療法人社団成志会　コミヤマ歯科クリニック（東京都）
小宮山修邦

歯科医師として　歯科大学卒業から今まで

筆者は1980年に歯科大学を卒業後，大学院歯科口腔外科に5年間勤め，その後，都内の開業医に1年半お世話になり，東京都武蔵野市において1986年に歯科医院を開院し，32年となりました．

歯科大学時代から，将来は「子どもから高齢者まですべて診られる，かかりつけ歯科医師」になろうと思っており，今もそのような診療体制を築いています．また，当院に通院されていた患者様が病気等で外来通院できなくなったり入院してしまった場合には，訪問診療をしています．

最近では，所属している（公社）東京都武蔵野市歯科医師会（以下，当会）の事業として老人施設への訪問健診・口腔ケア・ミールラウンドの参加や，東京都立心身障害者口腔保健センターでの平成28年度摂食嚥下評価医養成研修（講義・実習・事例検討および症例発表等を一年間かけて行う）も受講しました．しかし，障害児（者）に関しては特に興味・関心を持たずにいました．

小児在宅歯科医療との出会い

武蔵野市から当会への委託事業である「障害者歯科相談事業の中の施設巡回相談事業」※1で「児童発達支援のデイサービス」施設に日本歯科大学口腔リハビリテーション多摩クリニック（以下，多摩クリニック）の田村文誉先生が指導歯科医師としていらしており，筆者は当会から担当歯科医師として同伴させていただいておりました．その時の雑談のなかで，田村先生より「在宅の医療的なケアが必要な子ども達が小児医療の発達により増えており，そのほとんどは歯科的なケアも必要なんです！　そのための会議（多摩小児在宅歯科医療連携ネット）があるので参加してみませんか」とのお話しをいただき，元々子ども好きではありましたので，何かに惹きつけられるように，参加させていただくことになりました．

はじめてその会議に参加したのは，2015年11月の第4回会議が初めてでした．その後，今まで15回ほどの会議および6回の研修会に参加し，小児在宅歯科医療について勉強させていただきました．

小児在宅歯科医療に踏み込むきっかけとなった３人のキーパーソン

しかし，実際に小児在宅歯科医療を実行しようと思うまでには，色々迷いと不安がありましたが，下記の方々の存在で「やってみよう！」と決断しました．

田村文誉先生
（日本歯科大学口腔リハビリテーション多摩クリニック）

前段にも書きましたが，小児在宅歯科医療の必要性や田村先生のこの事業に対する熱意に心を動かされました．

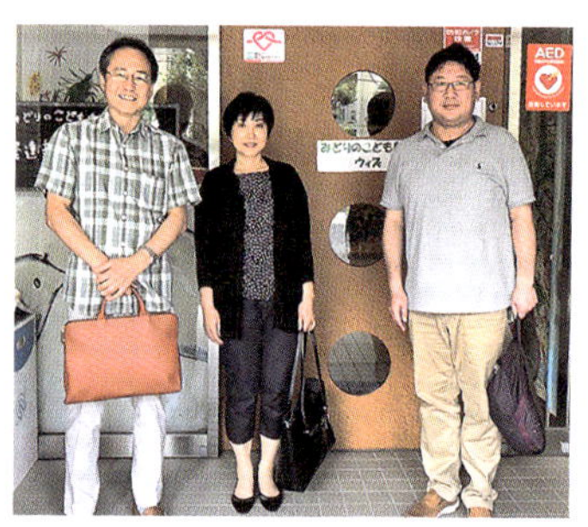
田村文誉先生（中央），網野重人先生（右）と「武蔵野市障害者歯科相談事業」で児童発達支援デイサービス施設へ赴いた時

岡山秀明先生
（岡山歯科医院院長）

筆者が始めて参加した「多摩小児在宅歯科医療連携ネット」会議で偶然横に座られた歯科医師の先生です．60歳過ぎの同世代でとても気が合いました．その後，岡山先生の訪問歯科診療を実際2回見学のため同伴させていただきましたし，色々相談に乗っていただくなかで，「小宮山先生，子どもの往診はとても楽しいよ！」といつも暗示をかけてくださいました．

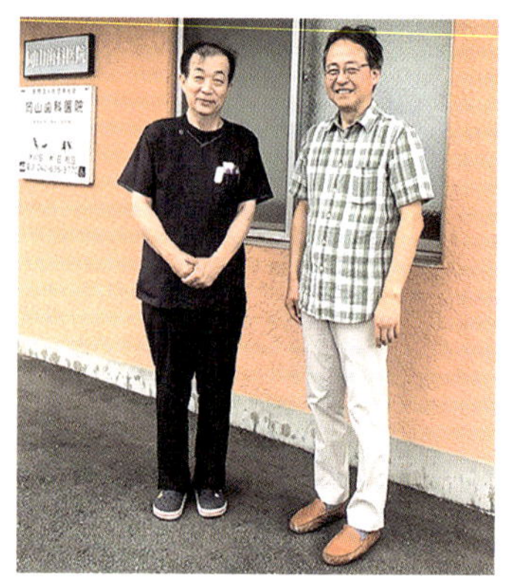
岡山秀明先生（左）の診療室前で，これから岡山先生は往診に出かけます

鈴木厚子歯科衛生士
（東京都立小児総合医療センター　歯科衛生士）

二十数年前に当院に3年間勤めておりましたが，今回の「多摩小児在宅歯科医療連携ネット」の会議で偶然の再会となりました．毎年，年賀状のやり取りはしていましたが，まさかこの会議で会うとは！　障害児（者）の経験や摂食嚥下に関する知識も深く，鈴木歯科衛生士との出会いがなかったら小児在宅歯科医療を始めようとは思いませんでした．

小児在宅歯科医療を始めるにあたっての問題点

ところが，いざ実際始めようとすると，色々問題点が出てきました．

Ⅰ：障害児（者）に対する，歯科医師としての知識・経験の不足

まず決定的に不足していたのは，障害や障害児（者）に対する知識や経験の不足でした．これを補うためにさまざまな研修会や学会，さらには他の歯科医院の見学をさせてもらいました．主なものを**表1**に示します．

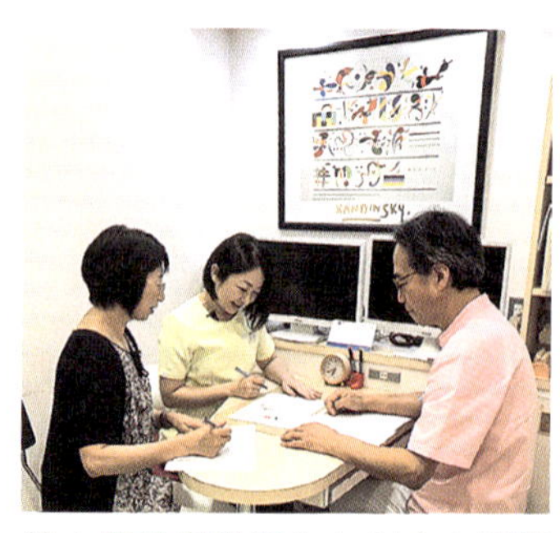
鈴木厚子歯科衛生士（左）と当院歯科衛生士田中里美（中央）との打合せ中

Ⅱ：障害児（者）に対応できる歯科衛生士の存在

院長である筆者に知識や経験が不足していたように，スタッフにも知識や経験がない状態ではありました．しかし，先に紹介した鈴木厚子歯科衛生士が当院の訪問診療に帯同してくれること

表1　筆者が小児在宅歯科医療に携わるために学んだこと

- 各種研修会・学会への参加
- 日本障害者歯科学会・日本摂食嚥下リハビリテーション学会への入会と学会/研修会への参加
- 東京都立心身障害者口腔保健センター障害者歯科個別研修会基礎コースおよび同センター各種研修会
- 多摩小児在宅歯科医療連携ネット主催の研修会
- 「障害者歯科相談事業：施設巡回相談事業」*1への参加
- 長野県立こども病院での新生児口腔ケア研究会の研修・相互実習・NICU見学
- 日本歯科医学会開催研修会「口腔機能発達不全の考え方と評価マニュアルの見方」
- 書籍等による学習
- 実地研修等，すでに小児在宅歯科医療をしている医院の見学：前述の岡山秀明先生の訪問診療の見学
  東京都立心身障害者口腔保健センター「障害者歯科個別研修会基礎コース」の受講

表2　小児在宅歯科医療開始を告知した医療機関など

- 医療機関（付属の訪問看護センターも含む）：武蔵野日赤病院，杏林大学病院，小児科開業医院等
- 訪問診療専門医療機関
- 東京都多摩府中保健所
- 訪問看護ステーション
- 武蔵野市を含む近隣市役所：障害児（者）担当課
- 武蔵野市在宅医療介護連携支援室：武蔵野市医師会内に開設
  会議・研修会等でお目にかかった方々への情報提供と協力依頼

になりました．

また，当院に2人いる歯科衛生士の1人（田中里美）も「ぜひお手伝いしたい」と申し出てくれたのは大変助かりました．

Ⅲ：専門歯科医療機関との連携作り

本書内でも再三強調されていることではありますが，小児在宅歯科医療では，歯科疾患の治療が必要な場合には基本的に治療はせず，連携専門医療機関に紹介（逆紹介）する場合が多く，当院でもそのような体制での診療を考えていました．幸いにも「多摩小児在宅歯科医療連携ネット」の専門医療機関との連携が可能であったのは，ありがたい状況でした．

Ⅳ：症例を集める

自院が小児在宅歯科医療をはじめることを関係機関にアナウンスする必要があります．筆者の場合，**表2**の近隣関係機関等に「小児訪問診療開始のお知らせ」と「訪問診療申込書/相談依頼書」を作成し，合計35カ所に送付しました．

※1「武蔵野市障害者歯科相談事業」の中の「施設巡回相談事業」
武蔵野市より当会への委託事業で下記の様な内容です．
＊事業内容としては，障害児（者）が日中通所している施設職員（主にディサービス：生活介護，児童発達支援）に対する口腔ケア・摂食等に関する助言支援を行っています．
＊巡回指導歯科医師として，日本歯科大学口腔リハビリテーション多摩クリニックの歯科医師に訪問していただいています．当日は，日本歯科大学の先生1名と当会の歯科医師1名，本事業担当市職員1名の計3名で巡回訪問します．

症例報告

これまで述べてきた準備期間を経て，はじめての在宅重症児の症例を経験しました．以下に，これまでの訪問やケアの流れを示します．

■患　者：生後六カ月，男児（初回訪問時）

■既往症：早産，極低出生体重児（35週1日，1,943 g），重症新生児仮死（Ap1/2）先天性心疾患（両大血管右室起始症，心房中隔欠損）

■現　症：下顎高度低形成（下顎無顎症疑い）

■主　訴：「歯が生えるか，嚥下ができるか，発語はできるのかが心配」（母親より）

■全身所見：気管切開，経鼻栄養，SpO_2は70台で維持されている．

■経　緯：

近隣の小児病院より，歯科訪問診療による口腔ケアの継続を目的に紹介を受けた．初回訪問時の口腔内所見として，乳歯未萌出で下顎顎堤および舌の存在が不明であった．また，低口蓋であり正中部に裂溝を認めるも，軟口蓋・口蓋垂は確認できなかった．口唇閉鎖は不可であったが，おもちゃしゃぶりが盛んで，口腔内に過敏はなく，また口腔内に乾燥もなかった．

口腔ケアの状況として，1日3回（朝・昼・夜）綿棒で口腔内を拭っていた．病院の言語聴覚士よりバンゲード法による口唇訓練と口腔内への感覚刺激を行うようにと指示があり，実行はされていた．

■今後の方針

1）呼吸管理が必要で歯科医院への通院が困難なことから，母親にとって負担のない歯科訪問診療にて，口腔衛生管理・口腔ケアを行う

2）口腔ケアは綿棒からスポンジブラシへ移行し，口唇乾燥に対しては保湿剤の使用をすすめる．口腔内への刺激（バンゲード法，ガムラビング）は継続する

3）歯が萌出した際には，口腔内の状況に応じた口腔ケア計画を立てる

4）ご家族の齲蝕への不安や嚥下等の相談には随時対応をしていく

■処置および経過

初診時には口腔内観察（**図1**）および口腔内刺激方法の確認をした．続いて，母親による綿棒での口腔ケアの流れを確認後，スポンジブラシによる口腔ケア方法の指導を行った．

2回目訪問時には患児に関わる訪問看護師2名と面談し，口腔内の状況と口腔ケアなどの手順を説明した．患児に対しては口腔内観察後，スポンジブラシにて口腔ケアを行った．また，口腔内はガムラビングによって，上口唇に対してはバンゲード法で刺激を与えた．さらに，綿棒にミルクをつけ，味覚刺激を開始した．

3回目訪問時，これまでは母親に対応をしていただいたが，今回は父親も加わる（**図2**）．「歯が3本生えました」と母親よりコメントがある（**図3**）．今回は父親が抱っこしていた．スポンジブラシによるケア，バンゲード法，ガムラビング，味覚へのアプローチを継続．

今後は，萌出してきた歯に対する歯ブラシによる口腔ケア方法の指導およびフッ化物の塗布方法について（ホームケアによる使用か，専門家による塗布か）母親と相談のうえ決定する．

今後の展望

還暦も過ぎ，人生の終盤に差し掛かったとき，小児在宅歯科医療に縁があって巡り合い，歯科医師として子どもたちに貢献できる喜びを感じています．

今後は，今まで40年の歯科医師経験を生かしながら在宅重症児の成長を見守っていきたいと考えています．

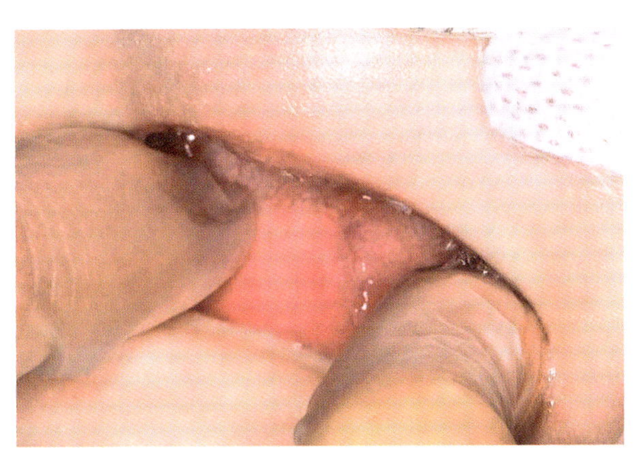

図1　下顎の顎堤および舌の状態確認のための触診

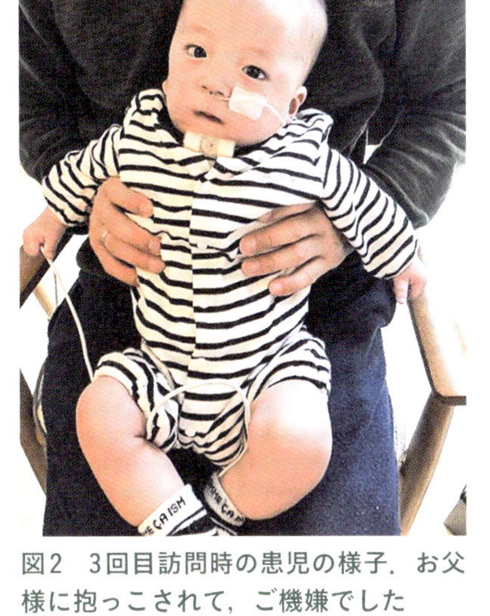

図2　3回目訪問時の患児の様子．お父様に抱っこされて，ご機嫌でした

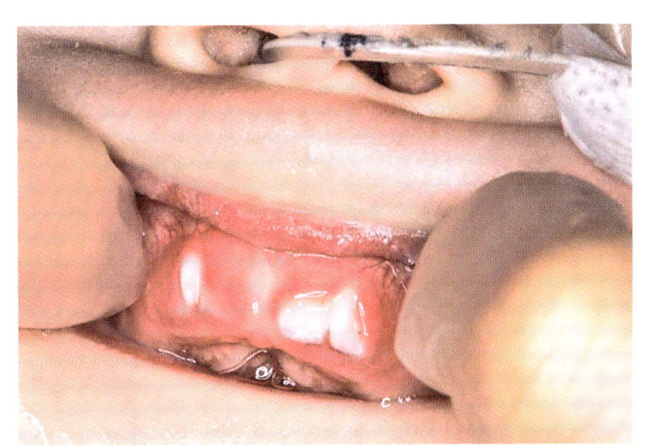

図3　上顎に3本（2|12），乳歯が萌出してきた

（＊本稿の症例は保護者の許諾を得て掲載しています）

実践　小児在宅歯科医療

②寄り添う小児住宅歯科医療

望月歯科医院（埼玉県）
望月　司

ノーマライゼーション

筆者は，障害者のノーマライゼーション（他者と等しく生きていくこと）を手助けするために，微力ながら地域医療を展開してきました．医療側目線ではない歯科医療をお届けしようとしてきたその延長上に，重症心身障害児（者）への小児在宅歯科医療が必然的に待ち構えていた，というのが実情です．フォーム（やり方）よりスタイル（あり方）を重視してきた筆者の一例を，ご覧ください．

日常の中の非日常

『無呼吸発作になり救急搬送していただききました』

13トリソミーのS君（4歳，**図1**）のお母様から，こんなメールが診療中の携帯電話に届く．驚きを隠せないままに診療に戻った．

『血圧が下がり，救急隊員さんの処置で助かりました．意識も回復しました』

S君のお母様からは就寝前の私の携帯メールに飛び込んでくる．救急救命医でも，小児科医でもない私にお母様は何を私に伝えたいのだろうか？

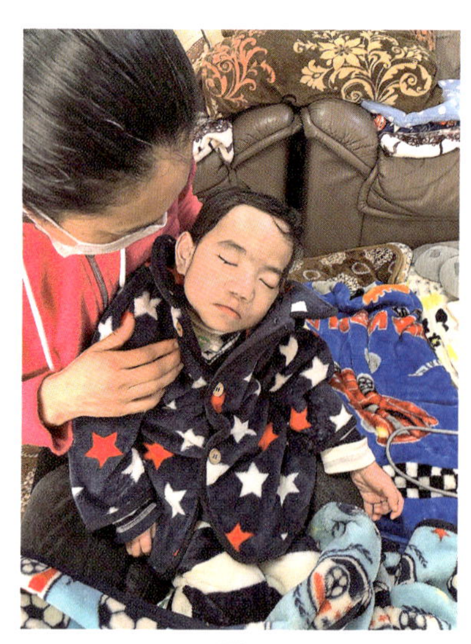

図1

『病院で息を引き取って，今自宅に戻ってきました』

1歳4カ月で逝去された水頭症のHちゃんのお父様から医院に電話が入る．心を乱しながら医院での診療に戻る．私はなにをして差し上げられるのだろうか？

『朝，お口のなかを見てみたら出血していて，いま，何をすればいい？』

低酸素脳症のため脳性麻痺になったY君（4歳）のお母様から，写真付きのメールが休暇で登山中の携帯電話に届く．

一つひとつのケースでさまざまな思いが存在するのでしょう．少なくとも，お母様，お父様は私と繋がりを求めているということを感じます．

『治療費の支払いはネットバンキングにしたい』

Y君のお宅に訪問中，お母様からリクエストをいただいて，「はっ」としました．Y君は呼吸器をつけ，お母さまによる24時間完全看護の体制下で生活しています．ゆえに，銀行に出向く余裕はお母様にはほとんどないということです．こうした些細なことから，医療者側から見えている部分はごく一部であるということをよく理解する必要があるように思います．

『大学病院で命を助けてもらったけれど，それ以外のことはしてもらっていない！』

脳性麻痺のY君（18歳，**図2**）のお母様が私にいいました．私は貴方たちに何をしてあげられているのでしょうか？

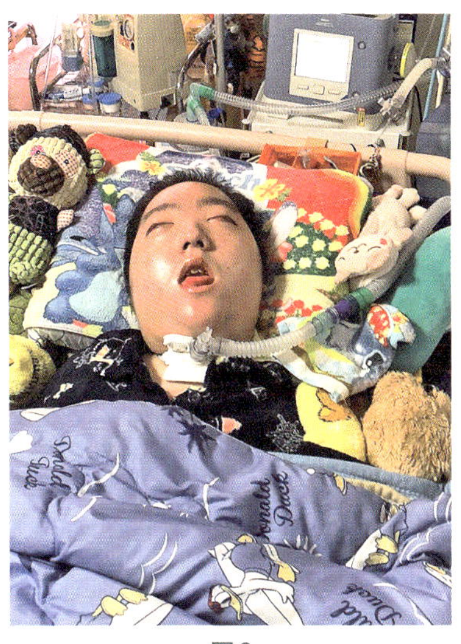

図2

訪問し始めた当初は，元気だった時のことをしきりに回顧するお母様がおられました．1歳8カ月で心停止を起こし，脳性麻痺になったAちゃん（7歳）．私たちの見ている今は，一番辛かった過去を通り過ぎた地点にいて，私達には見えぬグリーフ（悲嘆）の存在があるということです．

『入院中の約3年もの間，口腔ケアに関してほとんどアドバイスをもらえなかった』

ゴーシェ病のHちゃん（2歳）のお母様が話されました．

生後4カ月で入院を開始してからようやく2歳のときに仮退院を果たしたHちゃんは，急遽夜間の訪問依頼をお受けすることになりました．そこで上記の言葉を聞いたのですが，重症児（者）は多くの場合，病院における生命の危機に関する医療は手厚いものの，そのほかのことは置いてきぼりになっていることが多く，命の危機から脱した後にようやく歯科や口のことに目をむけることができるようになる，ということもよく経験することです．

暖かな歯科医療のデリバリー

訪問歯科診療に出る際は，医院を閉めて患者のご自宅に向かいます．しかも，筆者は訪問日・時間に制限をほとんど設けません．ご家族がきて欲しい日時を基本にして，できるだけ早期の訪問時間を設定していきます．こうすることで，患者やご家族が行動を自由にできないことに配慮しているつもりです．

そのためなのか，ご家族から歓待されることが多いように思えます．宅配ピザが初めて自宅に届いた興奮を覚えておられますか？　小児訪問歯科診療はまさにこれに匹敵するように思えます．「うちの子にも，歯医者さんがきてくれた！」ってね．

歯科訪問診療を開始した当初は，歯科医療をご自宅に届けること，口腔ケアによる感染予防（肺炎等の発生抑制）を念頭に置いてきました．しかし，いまではこうしたことに加え，口腔内の状況を把握し，その対処法に関してお母様と情報共有すること，そして，お母様のお気持ちに寄り添う姿勢を示した暖かな専門職であろうとしているつもりです．

現場から現場へ

某医大主催の研修会で講演をしたことをきっかけにして，他市の訪問看護ステーションから依頼がきました．片道30分かかる市外在住の筋ジストロフィーのH君（3歳，**図3**）です．お話をいただいたとき，実は一瞬躊躇しました．依頼を受ければ2時間近く医院を空けなくてはいけません．しかし，逡巡したのは僅かの時間．「求めに応じなければ後悔する」と思いなおしました．

またあるとき，脳性麻痺K君（8歳，**図4**）がサポートを引き受けている施設からの依頼で，片道30分コースの他市在住である2名（10年前に脊椎損傷をおこしたダウン症Mさん27歳［**図5**］と，図2のY君のお母様からの紹介で，他市に住むT君［17歳・**図6**］）を紹介されました．

思い返すと，10年以上前から重症児（者）に歯科医療を届けようと考え，行政や特別支援学校訪問教育部に働きかけてきました．残念ながら，個人情報保護などの壁により情報の扉が開きませんでした．そのことを思えば，現場主導で依頼がくることは何ともありがたく，貴重なネットワークであると思えます．筆者が訪問する最も遠いところは，他県の小児療育センター職員からの紹介で，片道40分かかります．直近では，市外の大学病院からの依頼で，退院予定のカンファレンスにも参加してきました．現場では，確実に歯科訪問診療が求められていて，実際に動き続ける必要性を強く感じています．

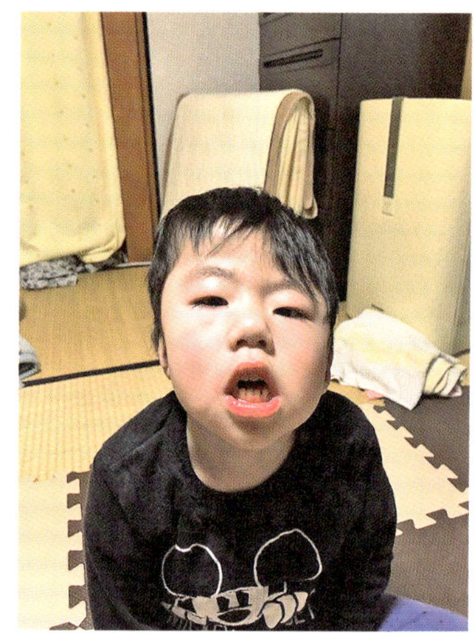
図3

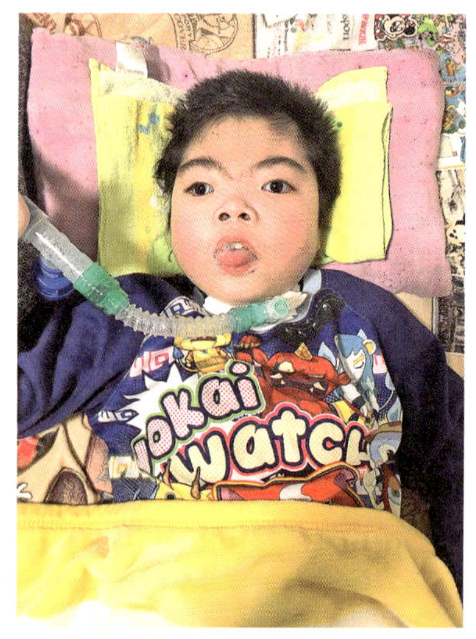
図4

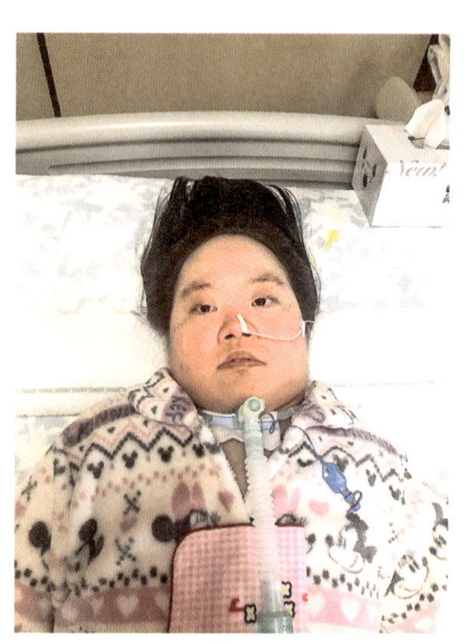
図5

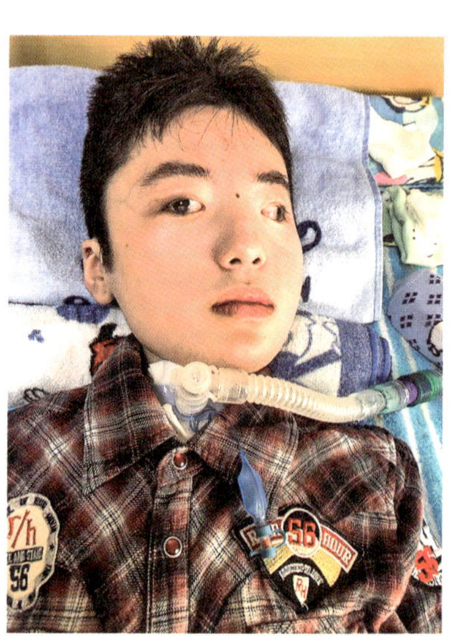
図6

寄り添い続ける

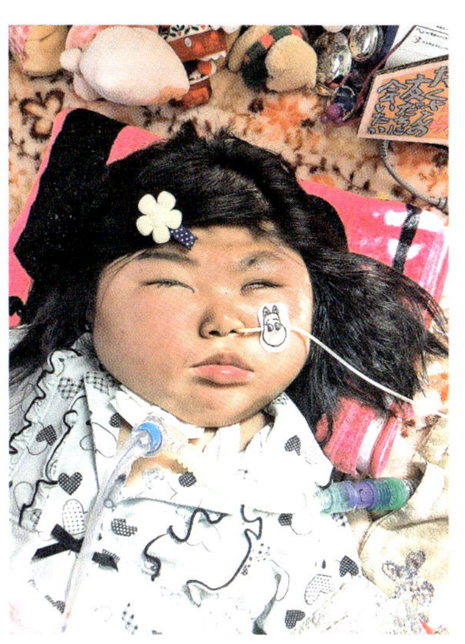

図7

市職員の情報提供によりお付き合いさせていただいてから10年経過するSちゃん（12歳，**図7**）がいます．彼女は生後4カ月で髄膜炎に罹患し，脳性麻痺となりました．私は一度も彼女と会話を果たせたことはなく，生きている喜びを彼女に尋ねることは叶いません．ただ，彼女が元気でいると，ご家族が笑顔になるという事実を何度も見てきました．このことが，彼女の生きている意味の大きな部分であると確信しています．

今回の寄稿に合わせて，この10年間をSちゃんのお母様に総括していただきました．

『口腔内に関する安心感がある』

『何かがあったときに頼める安心感がある』

『健康的に過ごせる』……

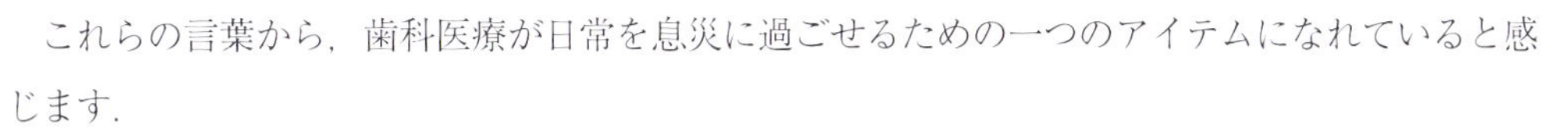

これらの言葉から，歯科医療が日常を息災に過ごせるための一つのアイテムになれていると感じます．

上から目線にならず，同情的な共感に浸らず，ただただ寄り添いを続けていきたい．18歳まで成長し，小児科から内科に移る際の受け入れ先で悩むことはなく，長きにわたって関われる歯科医療の優位性があることを強く認識しています．そして，グリーフの存在を心で認識しつつ，必要であればすぐにケアに駆け寄る．お別れがきたとしても，清水哲郎氏の説く，『語り継がれる命』[1]の概念のもと，ご家族との関わりを終えないようにする．微力ですが無力ではないポテンシャルが小児在宅歯科医療にはあると私は確信しています．

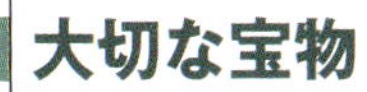

大切な宝物

お母様，お父様にはかけがいのない，唯一無二の大切な宝物の愛子たち．医療の一症例としてカウントされることを認めない．私はそんな素敵な場所に寄り添えていて，つくづく幸せなことだと思います．

文末にあたり，関わらせていただいた大切な命のお写真をご覧いただき，筆を置くことといたします．

（すべての内容とお写真の掲載は承諾を得ております）

1）清水哲郎．生命と環境の倫理．放送大学教育振興会．2010.

索引

和文

欧　文

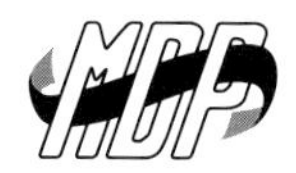

子どもの歯科訪問診療　実践ガイド
多職種と連携して小児在宅歯科医療をはじめよう
ISBN978-4-263-44549-5

2019年 6月10日　第1版第1刷発行

編　集　小方清和
田村文誉
小坂美樹
横山雄士
発行者　白石泰夫
発行所　医歯薬出版株式会社
〒113-8612　東京都文京区本駒込1-7-10
TEL.(03)5395-7638(編集)・7630(販売)
FAX.(03)5395-7639(編集)・7633(販売)
https://www.ishiyaku.co.jp/
郵便振替番号 00190-5-13816

乱丁，落丁の際はお取り替えいたします．　印刷・真興社／製本・明光社